患者を殺す医者

和田秀樹

かや書房

患者を殺す医者

目次

第2章 日本には医療裁判が少なすぎる

装丁／冨田晃司

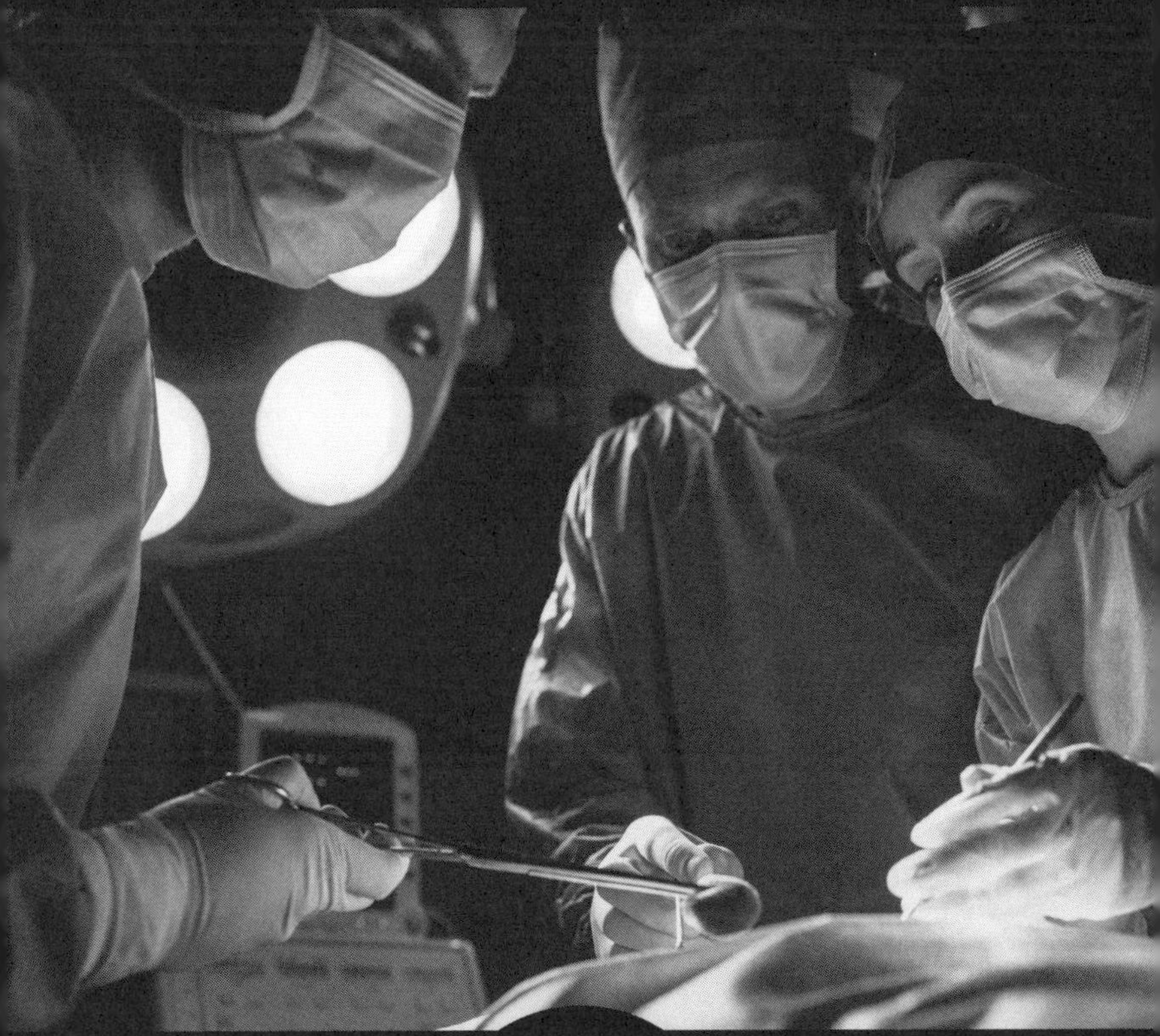

序章

大学病院で医療事故が多いのはなぜなのか？

医療事故について

広い意味での医療事故とは、うまい医者がやっていれば、おそらく死んだり具合が悪くなったりはしなかっただろう事故のことです。病院内での転倒などの事故も含みます。医療過誤とは、明らかな医者のミスで、医療過誤は医療事故に含まれます。

京都第一赤十字病院の逆子を開腹せずに手を使ってひっくり返す外回転術の失敗は、最近患者が医師を刑事告訴して話題になりました。

逆子をひっくり返すことに失敗すれば、一般的にはすぐに開腹手術をします。

しかし、問題になった医者は頑固でした。ひっくり返すことに固執して赤ちゃんに重い障害を負わせてしまったわけです。

京都第一赤十字病院の医者はベテラン中のベテランだったのですが、今まで外回転術で失敗したことがなかったので、赤ちゃんが危ないという声があったにもかかわらず、何度もやってしまった。そして、取り返しのつかない事故を起こしたわけです。どんなにベテランでも、途中で開腹に切り替えるという当たり前のことができる度量や柔軟性がなかったということです。

帝王切開手術で失敗した福島県立大野病院事件などは、産婦人科の難しいケースで失敗して医療事故と病院も認めています。

ただ、２０２２年の新生児の死亡数は６０９人でした。

昔はお産で母親や子どもが死ぬのは珍しいことではありませんでした。

現在、多くの人は出産では絶対に死なないという思い込みがあります。医療事故はお産が一番訴えられるので、産婦人科のなり手はどんどん減っています。

産婦人科は失敗したら訴えられるので、バカバカしくてやっていられないというのが現状のうえに、実際にお産を1人やるのと、不妊治療を1人やるのとは、収入は同じくらいです。

だから、医者はみんな不妊治療のほうに流れてしまうのです。個人的な成功体験に固執した京都赤十字病院のケースは悪質ではあるけれども、私は難しい仕事をしている産婦人科の医療事故に対しては、そこまで責めないほうがいいのではないか、と考えています。

医療事故といえば、腹腔鏡《ふくくうきょう》による肝臓手術で8人が相次いで死んだ群馬大学のほうが遥かに悪質でしょう。開腹手術を入れれば最終的に死亡者は50人と言われています。それなのにその医者は、今日も平然と医者を続けています。

２０２４年は、群馬大学の大きな医療事故を読売新聞がスクープして10年になります。読売新聞がスクープしなければ、いまだにこの大きな医療事故は世の中に知られていなかったかもしれません。

群馬大学のどこが悪質なのかというと、患者が何人も死んでいることを病院は当然知っていたのに、手術がうまくなるためには練習も必要だと、患者を当たり前のように練習台にさせていたこと。

練習台なので死んでしまうこともある。それを大学も医者も、「俺は悪くない」「うちは悪くない」「患者は寿命だった」と主張しているわけです。何十人も亡くなっても寿命で片づける人物が、医者をやっていること自体が大問題なのです。

しかも、読売新聞がスクープしてからも、学長選挙などを優先し、事故の発表も大変に遅れたわけです。この大変な医療事故と学長選挙と、どちらが大切なのか、理解していなかったわけです。そのくらい当たり前に群馬大学では実験台にされた人が死んでいたのではと疑いたくなります。

京都第一赤十字病院の外回転術は医者の腕の過信なわけですが、群馬大学の場合は患者が亡くなるのが平気な人物が医者をやっていた。群馬大学はそういう人間の心を持たない医師に手術をさせていたわけです。

群馬大学は昔から研究重視、臨床軽視で有名な病院で、ロボトミー手術も積極的にやっていたし、精神科の教授も、代々生物学的精神医学で、カウンセリングの人から選ばれたことがありません。

50代の受験生が親の介護を終えて、猛勉強して合格者の平均点より10点も高かったのに、面接で落とすような大学です。

２０１４年に８人が相次いで亡くなった報道がされても、患者は群馬大学をありがたがって通院を続けました。

医療事故で数多くの患者さんが亡くなっていると報道されているのに、自分から通院しているのだから、呆れます。

京都第一赤十字病院の場合は、ほとんど事故を起こしたことがない医者でした。

ところが、群馬大学の場合は昔から研究重視、臨床軽視で、なおかつ、大きな事故を起こしている。おそらくはそのほかにも多くの死ななくていい患者も死んでいる。それでも、ありがたがって通院している患者がいる現実があるわけです。

群馬大学に限らず、大学病院自体に根本的な問題があります。本書では、その点を詳しく解説していきます。

アメリカでは大学病院は医療費が安い病院

日本と違ってアメリカでは、大学病院の価値はそんなに認められていません。

大学病院は研修医の練習台にも使われるし、研究にも使われる。

アメリカの医療は日本の保険医療と異なり、いわゆる腕のいい医者が集まっている病院は治療費が高いし、研修医の練習台にされる大学病院は安い。

だから、お金がない人が大学病院に行きます。

アメリカの大学病院に対する評価や価格設定は正しいでしょう。

日本もアメリカと条件はまったく変わらず、大学病院は、患者を研

修医の練習台にする病院なのに、最高の治療をやっているかのような幻想を振りまいている。そこに問題があるわけです

本来ならば、「うちの治療では研修医の練習台にもなってもらいます。その代わり、指導医がしっかり付きます。来院していただき、ありがとうございます」と、教授は患者に頭を下げないといけない立場です。ところが、教授が威張りたくて、お礼をもらいたいがために、最高の医療をやっていると嘘をつき続けている。これが非常に大きな問題なのです。

東京女子医大で、1年間に4人の患者が死んだことがありました。そのとき担当医の上司である教授は、「研修医に心臓弁膜手術の経験をさせたかった。言葉としては悪いが、トレーニングとして必要だった」とマスコミの取材に答えています。

私は、トレーニングを批判しているわけではなく、研修医のトレー

ニングとして手術をすることを、患者にインフォームド・コンセントをしてないところが問題なわけです。

当たり前ですが、医者も最初から手術がうまいわけではありません。手術の達人だと呼ばれる名医も、最初からうまかったわけではない。患者を相手にする臨床で練習をしながら、うまくなっていく。大学病院はそういう現実を患者に伝えないで、偉そうに臨床をしているわけです。

日本では医者が免状を取ってから、とにかく勉強しない。学会認定医の試験対策はするけれど、他のことに関してまったく知らないまま、医者を続けることができる。これほど勉強しない医者が偉そうにしている国は国際的にもないでしょう。

今回は「患者を殺す医者」というテーマです。日本の医療や、国民の医療に対する意識の低さは非常に危険です。つまり、あなたは殺されかねないのです。

みなさんを救うためにも、医学批判だけで終わってはいけなくて、医療の現実から病院の選び方までお伝えするつもりです。

研究重視、臨床軽視の大学病院には行くな

特に問題を抱えているのは大学病院です。日本では「○○大学は偏差値の高い病院だから医療も万全だろう」と多くの方が考えていますが、それはまったくの幻想です。

日本でも外国でも、大学病院は医師の卵たちが練習する場です。

前述したように日本以外の国では、大学病院は評価が低く、治療費が安い病院です。日本でもそれらのことを、重々承知して通院し

たほうがいいでしょう。

　どうしても大学病院に通いたいのならば、そこの医学部が臨床重視なのか、研究重視なのか、調べてからにしましょう。教授の経歴を調べれば、インターネットですぐにわかります。

　研究者ばかりの大学病院には、絶対に通ってはいけないと私は考えています。

　大学教授は、教授会で選ばれます。腕のいい医者を引っ張ってきている順天堂大学みたいな病院もあれば、東大や群大のように、臨床経験はあまりないのに、論文をいっぱい書いていたら教授になれる大学もある。

　当然ですが、病院は臨床をちゃんとやらないと意味がないし、いくら肩書が立派でも、腕がよくないと命を落としかねません。大学教授だから素晴らしいわけではなく、治療の技量が重要なわけです。

患者として医師や医療を見極める目を持たないと、残念ながら殺されに病院に行くようなものです。

本書を通じて「みなさん、臨床の技術の低い大学病院には行くな！目を覚ませ！」と私は伝えたいわけです。

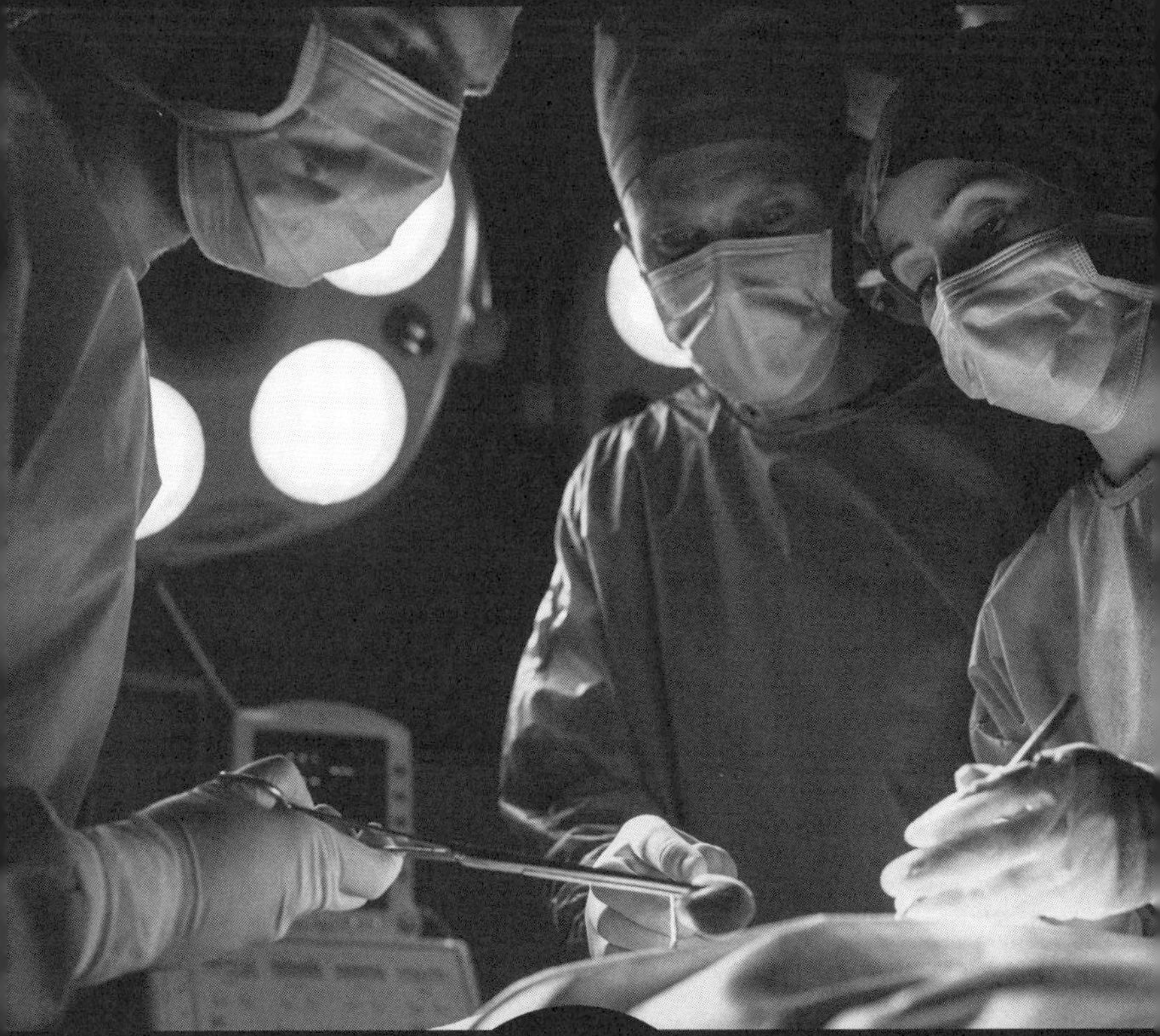

第1章
大学病院の実態

難しい手術を受けるときは、自分で調べて病院を選ぶ

日本では大学病院を中心に外科でも、内科でも、いろいろ問題があります。

手術はビデオ撮影をして記録をしておかないと、執刀した医者がうまいのか、下手なのかはわかりません。群馬大学ではたまたま腹腔鏡を使った手術でしたので、撮影されていたのです。そして、事故が問題になり、映像を検証したら、手術の際に肝臓の他の部分を火傷《やけど》させたりして、医者がとにかく下手だったことが判明したわけです。

患者を何人も殺してしまった神戸国際フロンティアメディカルセ

ンターは、京都大学の名誉教授で生体肝移植の世界的権威が院長を務めていました。世界的権威の院長は手術がうまかったかもしれませんが、それ以外の医者はみんな腕が悪く、患者がどんどん亡くなっていました。問題が発覚して神戸国際メディカルセンターは倒産しましたが、そうなってしまったのは手術が上手な医者、まともな技術がある医者がいなかったことが理由です。

どうしてまともな医者が集まらなかったかというと、院長の独裁とか、新設の病院だったなどが挙げられるでしょう。その病院で働きたいという医師が少なく、その結果、集まった医者の技術が低かったので、何人も亡くなってしまったのです。

神戸国際フロンティアメディカルセンターには下手な医者しかいないということを患者が自分で調べておけば、その患者は死ぬことはなかったわけです。

日本人には「権威のある大学病院は、素晴らしい医療を提供してくれる」という間違った思い込みがあります。大学病院が宗教みたいになって、根拠もなく、素晴らしいと信じ切っている。そんな思い込みがあるから、次々と亡くなってしまうわけです。

同時期に問題になった千葉県がんセンターの医師は、腕は確かだったそうですが、患者を実験台に新しいことに挑戦し続け、患者の死亡が相次ぎました。

研修指定病院といわれるものがあります。研修指定病院というのは、地元では一番規模も大きくて立派に見える。ところが、研修指定病院は、研修医の練習台になる可能性が非常に高い。

要するに、なんの実績もない経験不足の未熟な若手の医者や研修医がたくさんいる病院です。そこでは手術ということになっても、うまい先生が執刀してくれるかどうかは、わからないわけです。

病院としては、手術は誰がやっても、保険点数は同じです。だから研修指定病院で手術を受けるときは、医者の実験台、練習台になってしまう可能性が高いわけです。

以前、私はステントの施術を受けました。心臓ドックで冠動脈《かんどうみゃく》CTを撮れる病院は、全国に1000とか2000あります。冠動脈の狭窄《きょうさく》を見つけることができる病院はそれだけある。

しかし、これはアメリカでも日本でも言われていることだけれども、本来は心臓ドックによって死亡率は下がるはずなのに、実はそうなってはいない。

理屈を考えると、検査によって冠動脈の狭窄が見つかれば、それを治療することで死亡率は下がって当たり前なのに、心臓CTを受けた人と受けていない人で死亡率に差がないのです。それは心臓ドックで狭窄を見つけても、手術がうまい医者は患者を助けることができるけれども、下手な医者にかかると死んでしまうということです。私が受けたのは、狭窄の冠動脈が狭くなっている病気に対して、そこに網目状の金属を入れて広げるという施術です。データから考えると、その施術を下手くそな医者がやったケースと、うまい医者が行ったのと、その数が同数だということになります。

アメリカの場合は冠動脈CTで、冠動脈が狭くなったとき、日本と違ってステントではなく、バイパス手術をする。

バイパス手術はうまい、下手の差が大きい。天皇陛下の手術のとき、名医の順天堂大学の天野篤先生が選ばれて執刀しています。

どうして天野先生が選ばれたかというと、当時、日本で心臓を止めないでバイパス手術ができる医者は十数人しかいなかった。順天堂大学の天野先生ができるし、しかも腕が良いということで選ばれたわけです。

バイパス手術そのものが簡単な手術ではないので、日本も、アメリカも、狭窄の死亡率は変わらないわけです。

私がやったようなステントより難しい手術を受けるとき、多くの患者さんは大きな研修指定病院や大学病院に行きたがる。しかし、大きな病院は若い医者とか研修医に施術をされる可能性があるわけです。私は自分の命にかかわることなので調べて、ステントがうまい個人病院に頼みました。死にたくないので、うまいと医者仲間で評判の医者に頼んでやってもらったわけです。大学病院には絶対に行きたくはありませんでした。

才能がある医者の卵を面接で落としている

大学病院はデパート、個人病院やクリニックはブティックみたいなものだと考えましょう。病気になったとき、デパートである大学病院には、いろいろなものが揃ってはいるけれども、一つひとつの細かい治療を丁寧にはやってくれません。

大学病院は様々な臨床だけではなく、医者の教育も担っているので、手術の練習もしなくてはならない。だから、私の場合、大学病院で手術を受けるという選択は真っ先に外したわけです。

大学病院は、一般の人たちには、なんとなくすごい病院と思わせることができているので、個人病院なら倒産するようなひどい医療事故を起こしてもやっていけるわけです。要するに一般の人は、個人病院で事故が起こると、「あの先生は患者全員にひどい治療をしている」と考え、大学病院で事故が起こると、「たまたま、その患者一人に対してのことだった」と考えるのです。

医者の手術のうまい下手は、自分や家族の命に直結することです。下手な医者に任せると、取り返しのつかないことになるので、みなさんも自分や家族の執刀は、絶対にうまい医者に担当して欲しいと望まれるでしょう。

しかし、これから、40歳以下の医者で手術の達人みたいな人は、なかなか出てこないと思われます。なぜかというと、大学医学部の入試面接の影響です。

はっきり言って、達人の医者は自閉症スペクトラム障害の人に多いのです。

オックスフォード大学のバロン・コーエンという精神科の教授も言っています。いわゆるアスペルガー症候群とか、自閉スペクトラム症の人は、いろいろな物事に打ち込む能力が強く、それにより人と違った考え方ができる。だから、研究者に向いています。

もうひとつ、手術のように集中力が必要とされる作業に向いているのです。

ところが、大学は入試面接をしないと、変な人間が医者になるというおかしな理屈を持ち出し、入試面接を採用することで、そういう個性的な人物をどんどん落としてしまっている。これは医療界の大きな損失で、みなさんの命にもかかわってきます。ついでにいうと、上に逆らうような人間は入試面接で落とされるので、医療事故の内部告発も起こりにくくなっていて、発覚もしにくいので、本当は医療事故がどのくらい起こっているのかもわかりません。

東大が入試面接を始めたとき、北村聖という当時の入試面接の導入の旗振りをやっていた教授が、「入試の点数が足りていても、面接で落とさないと、東大がアスペルガー症候群の集まりになる」と、はっきり発言しています。

アスペルガー症候群という発達障害は研究者や手術の達人としてのポテンシャルが非常に高いのに、医学部に入学させていないわけです。

だから、大学の入試面接を廃止にしないと、若い医者で手術の達人はいなくなってしまう。これは非常に大きな問題です。

あと、外科医のなり手がいないのも、手術がうまい医者が減っているのとつながっています。

アスペルガー症候群みたいな人は社会性が乏しいから､内科より､外科を選びたがる傾向がある。名前は伏せますが、達人で有名な脳外科の医者がいて、彼は80歳を過ぎても手術をやっていました。その先生は手術の達人だったけれど、気に入らないことがあると、メスを看護師さんに投げ付けたりしていた。本当にめちゃくちゃな人でしたが、手術だけは飛び切りうまかった。彼はアスペルガー症候群だったかもしれませんが、手術が抜群にうまいのだから、医師としてはなんの問題もないどころか、非常に有能な人物だったわけです。

大学病院は「臨床より研究」という方針

学校法人日本大学理事長の林真理子さんは、医者は性格が大切だという考えでした。

私が日本大学の常務理事をしていたときに、林さんに、「医師として適性のある受験生を落としてしまう可能性が高いので、日本大学医学部の入試面接を廃止してください」と訴えました。ところが林さんは、「私は、性格の悪い医者には診《み》られたくない」と言うわけです。

林真理子さんに、私が「手術がうまくて、性格が悪い医者と、手術は下手だけど、その後にニコニコして失敗を説明してくれる医者だったら、先生は後者のほうを選ばれるのですね」と言ったら黙っていました。でも、考えを変えなかったので、今でも日大医学部は入試面接を続けています。

昔から医療事故で患者から訴えられるのは、東大病院が一番多い。まず、東大病院は下手な医者が多いのは事実でしょう。つまり、東大は教授を手術がうまいかどうかではなくて、研究ができるかどうかで選ぶことが理由です。だから、天皇陛下の執刀医は日本では本来なら東大病院の医師であるはずなのに、順天堂大学の先生が選ばれたわけです。

東大病院のどこに問題があるのかというと、東大の医者でも、手術がうまい人はたくさんいる。

けれども、医学部が「臨床よりも研究」という方針なので、手術がうまい医師は出世ができず、外の病院に出てしまうわけです。だから、下手な医師が多くなってしまいます。

あと、東大病院が患者に訴えられることが多いのは、東大病院にくる患者の要求水準が高いことが訴えられる理由でしょう。

東大病院には最高の設備があり、最高の病院だから、絶対に事故は起きないと、患者が勝手に勘違いをしている。

そのため、患者の要求水準が高いのに、実際に臨床をやっている医者は腕が悪いのが多いからトラブルが多いのです。

文科省の科研費は、もっとも多いのが東大病院、次が京大病院、そして阪大病院となります。

これは治療ではなく、研究にお金が出ています。要するに、東大病院は研究は優秀だけれども、臨床はそうではない。

ただ、病院に来る患者は、臨床を受けに来ているわけです。

この問題の解決のためには研究と臨床は分けるべきだと私は考えています。

私も東大医学部の助手をやった経験があります。助手のことをいまは助教と呼びます。一般的に研修医の指導に当たるのは助教クラス。ヒエラルキーは教授→准教授→講師→助教で、助教は研修医の指導係。

特に東大が顕著ですが、助教は本来、研修医の指導係だから、忙しくて論文を書いている時間はないはずです。しかし、助教時代に論文をいっぱい書いている人間が教授になる。要するに、本業である研修医の指導をしないヤツが偉くなるわけです。

私が東大の研修医時代に聞いた事件があります。研修医の指導のために助手が病棟に来なかった。助手は研究室に籠《こも》っていた。そのときに患者さんが胃から出血したことがあった。研修医が慌てて、「先生、どうしましょう」と電話したら、助手は、「マーロックスでも入れとけ」と答えたらしい。

マーロックスとはドロドロの薬で、胃に管を入れて、マーロックスをかぶせると血が止まる。助手はマーロックスを胃に入れて、出血を止めろと伝えたかったのに「マーロックスでも入れとけ」と言った。

研修医はまだ勉強不足なので、マーロックスを注射で入れてしまった。その結果、患者は死んでしまった。それでも、「最高の医療を提供している東大病院ですから。東大病院で駄目だったのですから、ほかのどの病院に行っても駄目でした」と患者に説明したら、その患者は納得して訴えなかった。

我々、研修医の間ではマーロックス静注事件として有名だったエピソードです。知識も技術もない研修医がいる大病院では、たまにこんなに危険なことが起こるわけです。

権威主義の日本では事故があっても大学病院の患者は減らない

医療訴訟の数は年度によって変わってきますが、東大病院はいつも上のほうにあります。しかし事故の数は、実際にはそれよりも多く、東大ブランド信者みたいな人がいて、どんな事故に遭《あ》っても訴えない。

東大を訴える人たちは要求水準が高かったり、知的レベルが高かったり、自らも東大を出ている人だったりします。医療訴訟には、患者の属性みたいな背景もあったりするわけです。

東大信者が多いのは、北関東の人たち。東大に一番近いＪＲの駅は上野駅で、東北本線や常磐線などを使って、北関東の田舎の人が東大病院に通うことが多い。

北関東の人たちは保守的で権威主義で、東大とか医者を神様みたいに思っている人が多いので、医療事故でどんな被害に遭っても、訴えたりしない人が多いのです。

北関東のそういう保守的で権威主義的な土壌が、群馬大学の大事故を生んでしまったわけです。

当時、群馬大学の外科は同じ業務をする医局が1と2に分かれていて、手術をすれば儲かるから、両者で手術の数を競い合っていました。

だから、手術工場みたいな感じで、次から次へと猛烈な勢いで手術をしていました。

群馬大学は昔から臨床軽視、研究重視で知られていましたが、それがあまりに露骨過ぎた。医者同士の権力闘争も激しくて、まともな医者はみんな辞めて、手術が下手だけどイエスマンで使いやすい医者しか残っていない時期でもあったのです。

群馬大学の教授会そのものが、私に言わせれば、臨床よりも自分の功名心という、患者を診る医者には向かない人たちの集まりです。

つまり、一生懸命に医療に興味を持って勉強してきた人を面接で平気で落とす大学で、精神科の教授選で、必ず生物学的精神医学の人が勝つし、かつてはロボトミーをやって喜んでいた人物が教授をやっている。

だから、深刻な医療事故を起こすのは必然なわけです。

まともな医者が集まらないので、アルバイトを推奨して、なんとか医者を集めていました。

医者は重要な手術の前に、アルバイトをしてからくる。だから、絶対に必要な検査をしなかったり、手術が終わった後も、別の病院にアルバイトに行ってしまったりする。

たとえば、お腹から腸を出して詰めちゃうと、壊死《えし》の可能性がある。だから、次の日までチューブ付けたままにして、次の日に続きをやったりしていたのです。

ところが、群馬大学で多くの患者さんたちが亡くなったと報道されても、治療を受けに来る人たちは減らないわけです。

群馬大学病院は、群馬県では最大の病院です。「東大病院で治らなかったのだから仕方がない」と同じように、「〝群大〟で治らなかったのだから、どこに行っても同じだった」と信じているわけです。

それは私に言わせれば、とんでもない話です。

群馬大学に来る患者は、高崎から40分間新幹線に乗れば、東京に行ける。当時新聞を賑わせていたのだから、怖くなって「東京の病院に行こう」と考えればいいのに、そうしなかったわけです。

当時の群馬大学は大学病院の悪い点が集中していたので、もう少し詳しく話していきましょう。

医者が集まらないのは、権力闘争のせいになっていますが、はっきり言って教授たちはみんな腕が悪かった。いまの研修医はバカではないので、腕の良い先生の所にドドッと集まる。当然のことながら、同じ教わるなら、腕の良い先生に教わり、腕を上げたいわけです。だから大学病院での研修を志望する研修医は減り続けています。

コロナの3年間で、医学部5年生と6年生が、外部に実習に行けなかった時期がありました。そうすると、大学病院を研修先の第1志望にする人がどんどん増えた。つまり、外のうまい医者を見ていないと、知らないので大学病院に残る。外のうまい医者を見ると、大学のレベルがわかるから出て行ってしまうのです。

だから、コロナの時期に大学病院返りが起こったのは、医学生たちがうまい医者を見ることができなかった悲劇の年度ということです。

派閥で張り合い、治療協力ができない

どこの大学も、同じ病院内なのに教授同士とか派閥で張り合っているから、連携が悪い。

東大の医者で本当にすごくレベルが低いと感じる体験がありました。

私の知り合いが、肝臓がんで東大病院に入院していました。その彼が肺炎になった。がんはすぐに死ぬ病気ではないけれど、肺炎は症状によってはすぐに亡くなるわけです。抗生物質を使っても、よくならなければ、普通はステロイドを入れます。

それを東大病院ではやろうとしないから、頭に来て「ちゃんと呼吸器内科の医者を呼んでくれ」と言ったら、「今日は土曜日で、無理に来てもらうと呼吸器内科に借りができるからできない」みたいなことを、肝臓内科の医者に言われたわけです。その日のうちに患者は死にました。

人の命をなんだと思っているんだ！　と頭に来ました。

大学病院というのは、多かれ少なかれ、そういう組織なのです。つまり、東大病院は例えば夜間にせん妄を起こしたら、精神科の医者をすぐ呼んでくれるとか、入院中に皮膚病になったら、皮膚科の医者を呼んでくれるとか、そういう普通の病院だと、みんな思い込んでいるけれど、実際は、東大は各科の教授がめちゃくちゃ威張っているので連携が悪い。

順天堂大学みたいに教授の数が多い大学だと、教授の腰は軽くなる。偉そうにする奴も減ってくる。だけど、そういう大学病院は少ない。私のいた日大も医学部の教授の少ない大学でした。だから患者サービスの評判も悪い。それを改革しようとしたら、私のほうが追い出されました。ほぼ同時期に他大学出身の院長も降格させられました。一般的に大学病院は、教授は威張りすぎているし、連携も悪い。東大での体験で、「本当にどうしようもない」と感じました。

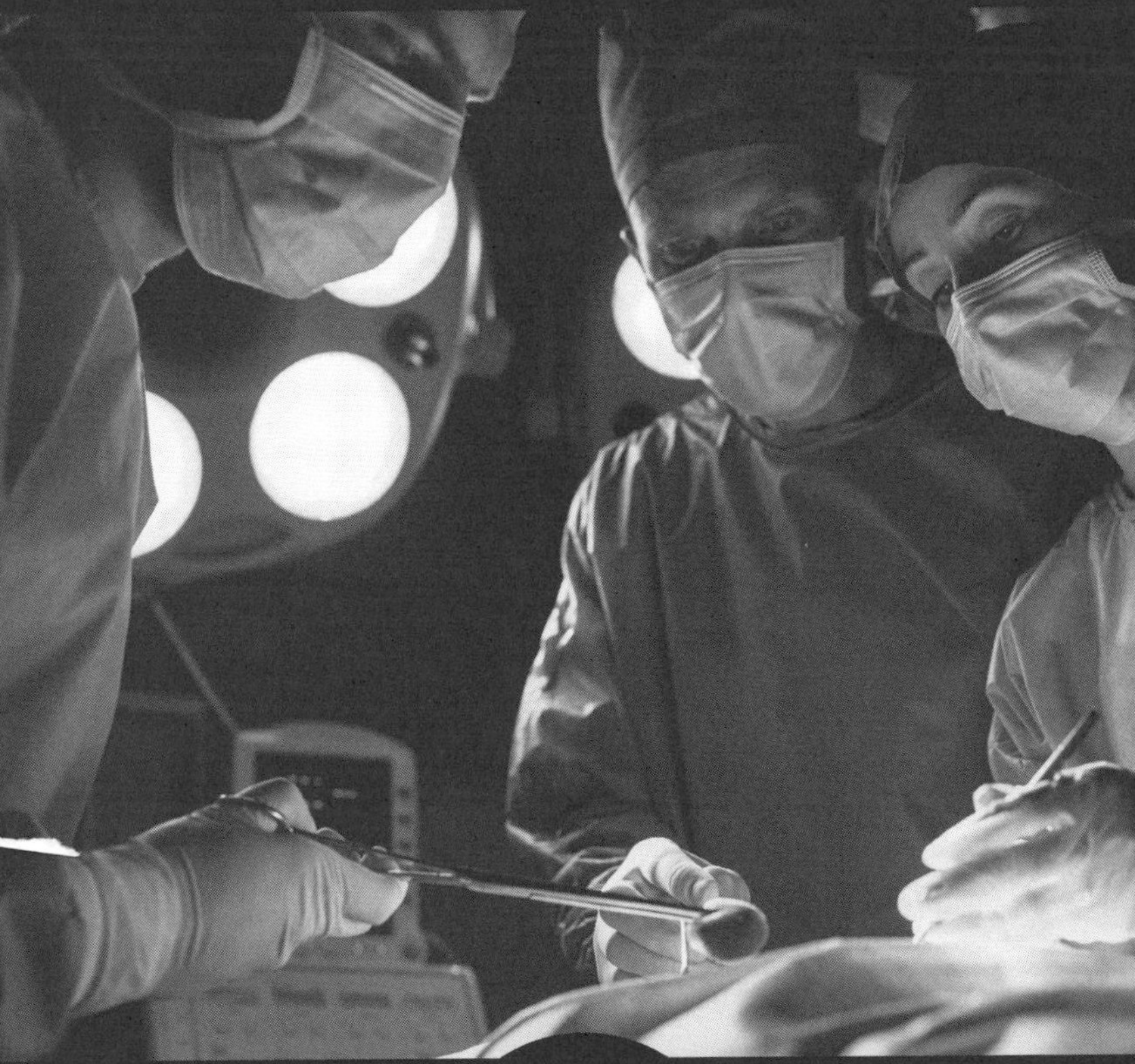

第2章
日本には医療裁判が少なすぎる

独立法人化してから国立大学の質が下がった

大学病院に限らず、病院は金を稼がないといけません。

いま、一番儲かるのは救命救急です。大学病院はこれまで全然やろうとしなかったけれども、現在は儲かるので一生懸命やる大学が増えました。

鳥取県とか島根県とか、小さな県では大学病院が一番大きな病院なわけです。田舎の大学病院は、国立大学時代はまったく救急をやろうとしなかった。だけど、独立法人化して儲けることが求められて、赤字になるとまずいので救急をやるようになった。

ただ、大学病院が独立法人化してから、医学部に限らず、いろいろな学部は質が悪くなっています。

独立法人化以前は、国立大学は国家公務員なので給料も保障されるし、赤字になっても、補助金が出ました。

ところが、2004年の小泉純一郎政権により、独立法人化してからは、各法人で一定の補助金額が決まり、赤字幅に制限がかかった。赤字を補助金の範囲内に抑えてください、ということになりました。

医師も国家公務員ではなくなった。その結果、非常勤職員の割合を圧倒的に増やした。昔だったら市役所でも、清掃もバス運転手も正規職員でした。今はすべて非常勤か外注です。

赤字を出すと、いくら大学病院でも倒産してしまうことになり、人件費の削減で儲けを出そうとするわけです。理系の学部であれば企業が研究費を出してくれますが、文系の学部だと研究費がない、ということが起こるようにもなりました。一般的に独立法人化してから、国立大学は質が低下したとされています。

入試面接をすることにより、さらに悪くなった

一方で大学病院は親方日の丸的な発想で、患者さんが来なくても国が補填《ほてん》してくれるからと、赤字を垂れ流していい加減なことをやっていたところもありました。だから、大学病院には二度とかかりたくないと患者が怒ってしまうような医者がいっぱいいたのです。患者に対する接遇みたいなことは、大学教育ではやりません。

しかし、附属病院では、腕だけでなく、態度が悪い医者が続出して、このままではまずいとなりました。

批判と苦情が殺到して、患者に対する接遇のトレーニングをやるようになったわけです。

ここで対策を間違えたのかもしれません。患者に対して態度の悪い医者がいるので、大学の入学試験のときに面接をやることになった。その結果、態度が悪い受験生は落とされることになりました。ただ、普通に考えたら高校生のうちから、社会性を身につけている子どもは、そんなにたくさんいるわけではありません。態度を理由に入試で落とすのは悪手で、本来は、大学で教育するべきでしょう。

あと、入試面接のなにがまずいかというと、貧乏人の子どもが落とされることが多くなったことです。金持ちの子どもは予備校に行って面接対策もやるし、親の躾《しつけ》もいいので、面接で受かりやすい。

だから、面接によってさらに格差が出来てしまう。しかし、貧しい家の子のほうが、弱者の気持ちがわかるというメリットがあるのが見落とされています。

本来、大学6年間の教育の中で、面接で落とすような子どもに挨拶ができるようにするとか、ちゃんと患者に接することができるようにするのも医学教育の一部と言えるはずです。大学は入試面接をやっているから大丈夫だといって、6年間、学生に挨拶も接遇も教えない。今の大学には、そういう歪《ひず》みがあるのに気付いていません。

そして、面接しているから大丈夫と言っても、現実にロクな医者がいないわけです。しかも、受かった学生は「俺は面接で、医者に向いているって言われたんだぜ」とか調子に乗りだして、医学生の集団レイプとかも目立つようになりました。

俺は人間的にすごいとか、女はみんな俺たちにやられたいと思っているとか。入試面接をするようになって医学部の学生たちが、余計思い上がるようになった。私たちの頃は医学部に受かったとしても、「俺、勉強はできるけど、人間性はダメだ」とかそれなりの内省があったわけです。でも、今の医学部の学生たちは、面接に受かったことで「自分は人間性も学力も優れている」と、勘違いしている連中ばかりになってしまったと言えるでしょう。

国立大学は研究重視、実験的な治療をやりたがる

共産党がやっている全日本民医連という病院があって、当直のバイトをしたことがあります。他の病院だったら当直でも、よほどでないと起こされないのに、民医連の病院だと、例え風邪であろうが、

どんな患者が来ても、ちゃんと対応させられるのに驚かされました。民医連は看護師さんもすごく働いていました。

逆に東大などの大学病院は看護師を筆頭に、労働者が権利を強く主張する傾向があります。大学病院は職員組合が強いので、労働者はあまり働かない。一般的に点滴などは、看護師の仕事だけれども、大学病院は医者がやらされることが多い。大学病院は看護師の力が強いのです。同じ共産党の支持者なのにこんなに違うのかと驚いたものです。

とにかく大学病院は、本業は研究という意識なので、患者にとってはマイナスだらけ。いいところが本当になにもないのです。

大学病院の三つの機能は研究、臨床、教育です。

日本の大学の教授の8割ぐらいは研究業績で選ばれている。ようやく最近、臨床軽視を自覚するようになって、私立の大学を中心に腕がいい医者を教授にしようという動きが出てきました。

しかし、国立大学はいまだに研究重視だから、実験的な治療を平気でやりたがる人もいる。動物と人間の違いがわからないというか、研究にしか興味がないので感覚が麻痺《まひ》している。彼らからすると臨床は余暇《よか》というか、趣味的にやる。本業は研究、臨床はアルバイトみたいな感覚なわけです。

医師の教える能力は評価されない

もう一つ、タチが悪いのは、アメリカに留学して痛感したけれど、アメリカでは教える能力が高い医者がすごく評価されますが、日本では教育軽視だということです。だから、アメリカでは、当時の私みたいな新米の精神科医に、いろいろと教えてくれたわけです。

ところが、国立大学医学部では教える能力が評価されて教授になった人は、これまで一人もいないかもしれない。最近、ようやくティーチングスキルが、私立大学で問われるようになってきた。東大は当然、まだまだ研究重視だけれど、私立大学の医学部以外の学部では模擬授業などをさせて、教える能力が高い人が教授になりやすくなっています。私立の大学の教授のほうが、一般向けの著書が多いのは、そのためでしょう。

とにかく研究に比重が置かれてきたので、大学では研修医の指導や、医学生の指導は2の次、3の次。つまり1番研究、2番臨床、3、4、5の次ぐらいが教育だから、教授たちも講義に行くのは渋々やっている。

大学教授で教えるのがうまい人、教えるのが好きな人はまずいないので、臨床は研究の後回しにされ、研修医とか医学生の指導はさらに後回しにされてしまう。だから、腕のいい医者が育たないわけです。

民間病院で研修医がどっと集まってくる病院は経営的に有利です。研修医は年収３００万円～４００万円で雇えるので、病院は研修医を集めたい。腕がいい先生を雇うと研修医が集まってきやすい。そういう腕のいい先生は、教えるのが好きな人も多いので、研修医も伸びるわけです。

だから、大学病院なんて行くものではないのです。同じ研修医に治療されるとか、手術されるにしても、大学病院の場合は、研修医だけでなく上に立つ側が手術の腕も悪いうえに、教えるのが下手で、好きでもない。だから、手術でも「おまえ、勝手にやっとけ」みたいになりがちです。

ところが、研修医が集まる腕のいい医者がいる病院は、研修医は上手な医者に教わりながら、手術をする。だから患者にとっては大学病院なんかより、腕のいい医者と研修医が集まっている病院で診てもらったほうが、なにもかもいいわけです。

研究教授と臨床教授は対等ではない

研究教授と臨床教授を分けている大学もありますが、実際にはポストが足りないから、臨床教授という名前だけのポストをつくっただけです。臨床教授は教授選の選挙に参加できないとか、本当に名前だけの大学がほとんどです。

臨床教授は、元々アメリカにクリニカルプロフェッサーという職種があって、一般的には近所の名医が選ばれます。例えば、いくつか大病院があったとしたら、そこで手術がうまい先生とか、治療がうまい先生が、クリニカルプロフェッサーという肩書で呼ばれます。

ところが、日本の場合は名前だけのポストで、一応教授の名前をあてがうことで、診てもらう患者の気分がいいから臨床教授の肩書を与えることがほとんどです。だから、ほとんどの大学で、臨床教授と研究教授はまったく対等ではありません。

そうすると、なにが起こるかというと、研究教授が臨床教授を見下すということです。

偉そうに見下している姿を研修医たちが見ます。すると、臨床なんて下のランクの仕事だと頭に叩き込まれるわけです。臨床教授という肩書をつくることが、さらに、臨床軽視に拍車をかけている。本当にどうしようもありません。

では、偉そうにしている研究教授はご立派な研究しているかといえば、『ニュー・イングランド・ジャーナル・オブ・メディスン』という世界の最高権威の臨床医学の雑誌のうち日本人の論文は1パーセントに満たないのです。大学病院には自称研究者が多いのに、まっとうな研究をしてないわけです。だから、日本の大学の医学部の教授たちは臨床もカス、研究もゴミという実情があるわけです。

医学には、臨床医学と基礎医学があります。

日本人によるまともな研究は基礎医学がほとんどです。ただし、基礎研究は、10年後とか、20年後とか、50年後に役に立つかもしれないけれども、すぐには使えないことがほとんどです。例えば、山中伸弥先生がやっていることは基礎医学です。養老孟司先生は解剖学。これも基礎医学です。こういう基礎医学の分野でも決して日本の論文の数は多くありませんが、山中先生を初め、世界をリードするレベルの学者は何人かいます。

臨床医学にも、基礎研究がないわけではなく、例えばある病気の分子生物学的な研究とか、そういうのもあります。10年後、20年後に本当に役立つ研究だったら『ネイチャー』とか『ランセット』に掲載されるはずだけれど、日本人の研究はほとんど載っていません。

臨床研究はお金もかかるし、手間もかかる。結果がはっきりしないから、評価もされにくい。だから、みんなやりたがらない。

その結果、いまだに血圧を下げれば死亡率が低下するとか、脳卒中が減るということを調べた大規模調査の研究がないのです。しかも、これらは今の治療を否定しかねない研究ですから、余計に日本ではほとんど行われることはありません。

さらに輪をかけて今の治療を否定できなくなったのは、入試面接のためです。医学部の教授たちに嫌われたら自分の子どもが医者になれないから忖度《そんたく》をして、現在の治療を否定する研究をしたり、そのような言論を唱えたりする人が激減しているのです。

臨床軽視の人物が教授になる

研究と臨床を分けないと、大学病院はどんどんダメになるでしょう。

大学病院を臨床の腕を磨く場にしないと、治療の場としては悪くなっていく一方です。

新しい技術が導入されたときに、大学病院がそれを学ぶ場であることは確かなわけです。

だから、群馬大学みたいに、患者さんを犠牲にしてでもこの医者を一人前にしてやろうというのは、そこまで悪いことではありません。しかし、研究重視の大学病院の問題は、患者さんを犠牲にしてトレーニングをしているのに、その人の腕のよくなるような指導医がろくにいないし（いれば、群馬大学のように何人も続けて失敗することはまずありえません）、腕が良くなっても教授になれないということです。

結局、研究ばかりする臨床軽視の人物が教授になる。

人の命を犠牲にしてまで腕を磨かせるのであれば、腕を磨いたことに対する評価をしなければなりません。しかしながら、研究重視の大学で腕が上がったところで、優れた臨床医になったとしても、やっと研究者の下っ端扱いです。もちろん、開業すればそれなりに人気はでますが、医療技術が進歩するにしたがって、大学や大病院にいないと高価な医療機器がないために腕を振るえないことは珍しくありません。

しかも、教授に忖度しないと出世できない。

そのいい例が、博士の資格です。

大学の博士課程を出たら博士になれるわけではなく、博士課程を出たけれども博士論文が通っていなくて、博士になれないことは珍しくありません。なかなか博士論文が通らないため、論文を通すために教授に高額な謝礼を支払うとか、ＢＭＷを贈るとか、そんなことをやっている人も昔はたくさんいました。今はそれがバレると逮捕されるので減ったはずですが、その分、教授への忖度や精神的隷属がひどくなったようです。

しかし、ほとんどの教授はまともに世界の一流論文を読んでいないでしょう。私が昔所属した東北大学は3年に1度しか博士論文が落ちないくらい、ゆるやかに博士を育てていました。ところが私は落ちてしまった。残念ながら、私はその3年に1人に選ばれてしまったことになります。主査の佐藤光源という精神科教授は、在任中、精神療法（カウンセリング的精神医学）の論文には、一度も博士号を与えず、そのうえ、東北地方の大学医学部の教授選でもカウンセリングのできる人を教授にならないように干渉したため、東日本大震災の際に、東北地方ではトラウマを診れる医師がほとんどいないという惨状になりました。

ところが、その落とされた論文が自己心理学の国際年鑑に掲載され、年間優秀論文15本に選ばれたわけです。つまり、海外から見れば、年間15本に入る論文でも、教授が気に入らないと落とされて博士号はもらえないわけです。

翌年、指導教授が主査を変えて、仕方がないので生物学的な論文を出して、それで一応博士になりました。そんな歪《いびつ》なシステムが、現在の治療を否定する論文が出ない理由になっているわけです。博士論文は教授たちが審査している。だから、過去の治療を否定する新しいものが出てくることがないわけです。

大学で出世するには博士号は絶対に必要です。博士号がないと教授選にも出られないし、大病院の管理職にもなれません。本来は臨床ができる証拠となるものではありませんが、ないと出世はできません。動物実験ばかりやる医者が、臨床を一生懸命やっているために博士学位を持っていない人より、大病院では早く出世できるのです。昔は博士号を取りたい女医が、ホテルの一室で教授と面接みたいなことが当たり前にありました。

女医の話が出ましたので、ついでに話すと、優秀な女医が妊娠、出産で休んでも復帰しづらい。女性教授が少な過ぎることも大問題でしょう。

純粋に研究業績では選ばれないので、女性教授が出世するためには、男の世界で生き延びていかないといけない。教授会で教授を選び、かつ、博士論文一つを取っても教授が気に入るかどうかで決める。圧倒的な男社会なので、女性は本当になにもかも不利です。

今は、セクハラはバレるとクビになってしまうので、女医をホテルに呼びだすことはないけれども、パワハラはある。いつまでたっても博士にしてもらえない、教授にしてもらえないパワハラは健在ですね。

高額な機材を入れて、不必要な検査をする

昔は大学病院に行かないとない機材が多かったのですが、今は民

間の病院とか個人病院でもすごくいい機材を入れています。だから、機材のために大学病院に行く必要はあまりなくなりました。

徳洲会というものすごい巨大病院チェーンがあって、オーナーの徳田虎雄氏が選挙に出ていた頃、選挙のたびに50億円くらい使っていたと言われます。どうしてそれが可能だったかというと、結局、東京のほうが土地代も高ければ家賃も高ければ人件費も高いのに、盲腸の手術であろうが風邪をひいたときであろうが、東京でも田舎でも同じ治療費だからです。

採算が合わないので、東京に大きい民間病院はほとんどないのです。ところが、田舎に行くと、巨大民間病院がたくさんある。徳洲会は、その一つです。

あとは、経営者の判断次第。宮崎県の藤元総合病院は、東大医学部を出た医者が実家に帰って病院経営をしていました。そこは最高の医療機器を入れていたので、研修医がめちゃくちゃ集まります。研修医は給料が安くても働いてくれるので、結局、利益が出るわけです。

だから、徳洲会も、昔は選挙に金を使っていたけれど、今は医療機器に金を使うようになった。徳洲会は選挙に金を使っていた昔と違って、ずいぶん良くなった。

ただ、新しい機材を入れるのは、良いことばかりではありません。病院によっては、患者さんにとってマイナスのケースもあります。

高い機材を入れると、それを動かしてお金を稼がなければならないので、必要のない検査とかが始まるのです。ＰＥＴがいい例で、ＰＥＴスキャンを入れるのに15億円くらいかかる。検査は一回10万円程度だから、かなり稼働しないと元が取れない。だから、ある病院は患者にがんの疑いがあるなどと適当なことを言って、ＰＥＴをやりまくったのは事実としてあります。

岩手県で研修医が減ったわけではなかった

大学病院はよく地域医療の担い手などと偉そうなことを言っています。2004年、今から20年前に臨床研修制度が必修化されました。その制度が始まるまでは医学部を出たらすぐに大学病院の医局に入らないといけなかったのです。

それを2年間研修してからでないと医局に入れないようにして、研修先を自由に選べるようになった。そうしたら岩手医大には3人しか研修医が来なかったそうです。

大学病院は地域の医療機関に医者を派遣するけれど、これでは派遣はできないとなった。地域医療が破壊されると、岩手医大の学長がマスコミを使って激しい抗議をしました。

「岩手県に限らず、山形大学だろうが秋田大学だろうが、在校生の7割ぐらいが首都圏の高校を出ている。地元の高校卒は1割か2割。だから、みんな東京に帰るので研修医が集まらない」という嘘をついたのです。

マスコミは、臨床研修制度の必修化で地域医療崩壊と、喜んで書いた。マスコミは医療問題については裏を取らないで適当に書くのが習い性のようになっています。

そうしたら、さすがに厚労省も怒って、都道府県別の研修医の増減を全部公開しました。

その結果、岩手県では前年の38人から58人へと5割以上も研修医が増えたことが明らかになり、一番減ったのは東京都だったのです。

岩手医大に研修医が来なかったのは、岩手県だからではなかったのです。こんな調べればわかるような嘘をつく人間が学長である岩手医大自体が、研修医に評判が悪かったからなのです。しかし、マスコミは調べもしないでこの小川という学長がついた嘘を平気で書きたてました。

余談ですが、いまの若い医者は、専門分科型の医療を習っても、将来食えないことを理解しているので地域医療が学びたい。そして実際に地方に若い医者が集まっています。それなのに地方の病院で医者不足が起こるのは、実は警察に原因があると私は考えています。

田舎の医者は、いくら稼いでも、お金の使い道がないからポルシェなどの高級車を買うことが多いのです。ところが、そのポルシェで、人が歩いていない道を気持ちよく走っていると、交通違反の収益のノルマを課すために、地方の警察官が違反でどんどん捕まえるのです。

その結果、運転免許がなくなると地方では医者はやれないので、東京に帰ってしまう。そして、地方の医者不足が起こるのです。

臨床研修制度に話題を戻せば、岩手だと、岩手県立中央病院はすごく臨床レベルが高い病院で、そこには研修医がドカーンと来る。その状況を知っているはずなのに、大学病院の医者は平気で嘘をつく。だから、岩手県は研修医がどんどん増えているのに、大学病院に研修医が全然来ないのは、すべてその臨床の質が低いせいです。

少なくとも、研修医が岩手医大ではなく県立中央病院を選んだということも大事なポイントで、つまり、若い医者からすると大学病院での研修はまったく魅力がないということです。

医師は知識がない科でも開業できる

ここで、研修医制度に関して説明しておきます。

昔、医師免許はペーパーテストでしたから、インターンという制度がありました。医学部を卒業して最低1年間は無給医をやらないと医師国家試験を受けることができなかったのです。

もともとは海外にインターン制度があって、GHQの指令で日本でも始まりました。しかしながら日本では、インターン制度は働いているのに給料がもらえないなどの不満が噴出して、インターン闘争が起こり、廃止になり、臨床研修制度が始まったのです。

ただし、2004年までは自由に研修先が選べないことがほとんどでした。

研修医は、現在、臨床研修が必修化されて、研修先を自由に選べるようになっています。しかも研修医でも、30万円程度の給料がもらえるようになったわけです。

この制度が確立する以前の研修医は、労働面や給与面での処遇には大きな問題がありました。特に私立大学病院の大半では労働者としての扱いすらされておらず、社会保険にも加入できませんでした。研修医には長時間の労働にもかかわらず月額数万円程度の「奨学金」が支払われるに過ぎず、生活費はアルバイトで賄うケースがほとんどでした。ひどい大学の場合は、研修医の仕事をさせられながら大学院生という身分にされていました。お金をもらうどころか、逆に授業料を取られたなんていう人もいたのです。

私立の大学の研修医は月給3万円だったりして、これでは貧しい人が医者になれないとかいうことが考慮されて、制度が改革されたのです。

２００4年の臨床研修の必修化までは研修医にならなくても医療行為ができたのですが、それ以降は、臨床研修病院で法にもとづき、きちんとしたカリキュラムのある臨床研修を受けないと医師として働くことができなくなったのです。

インターンと２００4年以前の研修医の違いは、研修医が医師免許を持っていたことです。だから、私たちの時代には研修医をしないですぐに美容外科になる医者もいました。

ただし、現在の制度でも。臨床研修を終えてしまうと、医者は自分の向き不向きは関係なく、自分が好きな科を選んで開業ができてしまいます。まあ、科を選ぶ自由があるのは仕方がないけれども、知識もろくにないのに、眼科医が突然内科医になるとか、内科医が心療内科を名乗るとか、解剖学について十分な知識がないのに外科医になるとか、もちろんそういうことは起こります。

なにより問題は、大学病院で20年間循環器内科をやっていても、その医者が循環器以外のことをなにも知らなかったりする。開業するときには、そんな医者が内科を名乗るわけです。また、子どもなんて一人も見たことがないのに小児科も名乗ることもできるし、実際にそういう医者もいる。

もちろん、総合診療も標榜できますが、総合診療のトレーニングを受けてない医者が総合診療科を名乗るのは、もう犯罪的だと思います。

内科の専門医試験は当てにならない

昔は、専門医には研修を受けたり、ペーパーテストを受けたりするだけでなれました。今は試験が難しくなったり、トレーニングが難しくなったりしています。ビデオを提出させて手術を評価したりもしているので、多少は専門医の質は上がっているでしょう。

ただ、患者サイドとして気をつけるのは、専門医はその専門に関してはまあまあできる。昔は単なるペーパーテストだったので、そこは良くなったけれども、まだ二つの大きな問題を抱えています。

アメリカの専門医はＢｏａｒｄといって、地元の名医が試験をします。ところが、日本の専門医は大学教授で臨床のできない医者が試験問題を作るので、重箱の隅をつつくような、臨床にあまり役に立たない問題が多いのです。だから、大学に残っていないと合格しようがないような、臨床が得意な医者が落とされるような試験になっているのです。

本来ならば、腕のいい医者が診療にとって大事なことをテストに出すべきだけれど、大学教授が作るようなテストなので、臨床には意味がない内容が多いのです。

精神科の専門医でも、精神科の教授が問題を作ります。ところが、カウンセリングとか認知療法とか精神分析療法とかをやっている教授はほとんどいないので、そんな専門医試験に受かったからといって、当てにはなりません。

当てになる専門医は外科医など映像をチェックすることができる科だけで、内科系内科とか精神科とか、教授が変な医者ばかりの専門医はまったく当てにならないのです。

たとえば、内科系の循環器内科だったら、専門医試験にコレステロールを下げろということが、常識のように押し付けられます。けれども、はっきり言えば、コレステロールが高いほうが、死亡率が低いのに、そういうことも学んでない人たちが、偉そうに専門医と名乗るのはいかがなものかと思います。

つまり、外科系は手術の映像を見ることができるけれども、内科系の専門医は専門医に合格したからといって、当てにはならないのです。

しかも循環器が悪い人がかかるときは、循環器の専門医がいいというわけではないのです。

たとえば、高齢者のように二つも三つも病気を持っている人が専門医にかかると、その医者は、循環器以外はわからない。他の病気はアンチョコ本の通りに薬を出す、ということです。専門医がいいのは、一つの臓器が悪いというときだけになります。

日本は医療裁判が少なく医者を悪くしている

医療でトラブルが起きても、民事でも弁護士は基本的にやりたがりません。

医療裁判は医療事故を立証するのが難しく、医師や病院側は証拠を隠すので、患者側が勝つのが難しい。困難なわりには賠償額も多くないので、基本的に弁護士はやりたくないわけです。

日本は医療裁判が少ない国なので、日本の医者は医療事故を甘く見ているわけです。

アメリカでは医療訴訟が当たり前にあります。

接待が禁止になってから多少はマシになったけれど、僕らが若い頃のMRは飲み食い、ゴルフの金出し係だったわけです。薬の説明は、名前だけ覚えてもらえばいいみたいな感じでした。

私がアメリカに留学して驚いたのは、アメリカでも日本と同じようにMRのような、製薬会社の営業が営業にきます。ところが、アメリカの研修医たちは、製薬会社の営業に副作用のことばかり聞いていました。これは、副作用を出すと訴えられることが理由です。

日本もそうしないと、医療費は減りません。

それと、医療訴訟は医療事故でないことの立証責任を病院に負わせるように変えないと、患者は泣き寝入りになる。

今のように患者側に立証責任を負わせると、患者は素人で医療事故を立証なんてできないから、裁判で勝てるわけがない。そうでなく、アメリカみたいに医療事故がないことの立証責任を、医療側が負わないと医療はどんどん悪くなっていきます。

さらに、損害賠償の金額を大きくしないとダメです。何億円と取っていかないと、医療側は懲《こ》りないので同じことを続けます。

レイプだって同じです。たった１００万円で示談にしたら起訴されないのだから、日本でレイプは１００万円の買春と変わらない。警察が捜査するのが面倒なので、レイプはなるべく和解にしたいわけです。

そういう裁判官や警察の態度が、無駄な医療費を生み、たくさんの医療被害や性被害を生んでいます。だから、実際に医療訴訟を引き受ける弁護士は、お金よりも志に燃えている人権派がほとんどです。

こんな状況では医者は副作用の勉強なんて絶対しない。アメリカは訴えられるから、医者は副作用の勉強を必死になってやっています。

また事故を起こした医者には刑事罰を、という意見もありますが、私は医療裁判には、刑事訴訟は向かないと思っています。

民事裁判がちゃんと機能して、場合によっては億単位の賠償が取れるようにするほうが健全です。アメリカみたいな訴訟大国でも、医療訴訟はほとんど刑事事件になっていません。やっぱり、悪気があってわざと殺すケースはほぼないからです。

患者が死んでしまっても、医者へボなだけで故意性がないのに、次から次へと逮捕されるようになると、みんな医者にならなくなってしまう。福島県は大野病院事件のために、お産をやる病院が激減して、ちゃんとお産をしてくれる病院が6つくらいしかなくなったそうです。

問題解決を刑事に頼ると、医者のなり手がなくなるという大きな弊害が出てきます。

病院側が医療事故を隠蔽できないシステムを

病院側が医療事故を隠せないようにすることが重要です。ヘボない医者に限って、カルテもちゃんと書いていなかったりします。つまり、これが医療事故でないという立証義務を医療側に負わせないと、書かなければ書かないほど得になるわけです。

これがミスでないということを医療側が立証することになったら、医師はもっとちゃんとカルテを書くようになります。

これは、この国の司法全体の問題です。贈収賄の事件でも、お金をもらっていることまでは証明できても賄賂性が認定されないと賄賂にならない。そうではなくて、カネをもらっているのは事実なのだから、カネをもらった側が賄賂でないことを立証させるように法律を変えないとダメなわけです。

あと医者が問題を起こしても、医師免許を取り上げられることは、まずありません。痴漢をしても、泥棒をしても、重大な医療の失敗をしても、免許がはく奪されることはほとんどありません。せいぜい、医療停止何カ月とかでしょう。

先日、悪口を書かれて患者が減ったとＧｏｏｇｌｅを訴えた医者がいました。

私は悪口を書かれ放題なぐらい書かれているけれど、少しも患者は減りません。腕がよければ、いくらネットで書かれても、患者は減らないのです。だから、訴えた医者はよほどのヘボだったのでしょう。

医師免許は終身免許で、一度取得すれば、定年もないし、滅多に剥奪もされません。更新試験をやれという声もありますが、今みたいに医学部の教授がヘボな状況のままでは面接と同じく教授に気に入られるような医師でないと更新はできないでしょう。

更新に大学教授の息がかかると、逆に、私などは医師免許を取り上げられる立場になってしまいます。

ある一定以上の犯罪行為、例えば、学校の先生などで性犯罪を犯した人物にはＧＰＳを付けろと言われているけれど、患者を麻酔状態にしてレイプみたいなことをしても、いまだに医者を続けている人もいるのだから、恐い話だと思います。

大事故を起こした病院に行くのは殺されに行くようなもの

大学病院はこれだけ患者にとってのマイナスメタファーが盛りだくさんに積み重なりながら、それでも人気があります。その結果、大学病院は患者に直接病院に来るな、診て欲しいならば紹介状を持ってこい、となっています。

大学病院好きの患者は見せかけの権威で能力を判断しています。大きな事件を起こしたら、個人病院なら倒産してしまいますが、大学病院は患者が減らない。大事件を起こした病院に行くのは殺されに行っているようなものです。

群馬大学で8人を殺した（亡くなった50人を調査すると、全ての手術に問題があったそうです）医師は現役を続けています。名前が売れてしまって堂々と開業はできないので、アルバイト的な働き方をしているようです。

今の時代のメリットはインターネット検索ができることで、大概のことは調べられる。群馬大学の問題を起こした医者みたいな人間は、堂々とは働きづらくなっていることは救いです。

病院はとにかく情報開示が大切

医療にはラーニングカーブという考え方があります。最初は下手でもやっているうちにうまくなる、という意味です。

たとえば、慈恵医大青戸病院で、動物相手にしか手術したことがない医師がマニュアルを読みながら手術をしたら、患者が亡くなったという事件がありました。病院側は医師に練習させないとしょうがないし、患者側はそんな人を殺してしまう医師に担当されたら、たまらないということで、このラーニングカーブ問題は、永久に埋まらない溝です。

その解決には、とにかく情報開示が大切だということです。

アメリカでは患者に対する情報開示は常識となっているので、医療費は一般の病院より、教育を担っている大学病院のほうが安いわけです。アメリカに習って、大学病院は正直に表示義務をつけるべきでしょう。

つまり、大学病院は「我々は研修医の教育機関で、手術を研修医が担当することもあるし、ベテランの医者と比べると、相対的に失敗する可能性は高い」ことを患者に伝えるべきなのです。「ただし、指導医がきちんとつきます。医学の進歩のためにご協力ください」と言えばよいわけです。

つまり、今までのように「大学病院が最高だ」とか、「最高度の医療を提供している」とか、そういう嘘をつくのはダメだということです。

大学病院には「研修医の練習台にもなるけれど、高度な医療機器はあるし、ちゃんと指導医もついてくれる、やってもいいよね」と思える人が行けばいいわけです。

タバコには「健康を害することがあります」という表示がありま す。大学病院もタバコと同じで、「研修医の練習研修施設であり、手術したことのない研修医が担当することもある」と、ちゃんと表示すべきです。あるべき姿から目を背けて、最高の医療機関みたいな嘘をつくから私は許せないわけです。

逆にうまい医者は値段を高くしてもいいでしょう。うまい医者と下手な研修医が同じ値段というのはおかしいというのが私の考え方です。こうすると貧乏な人が良い医療を受けられないという人もいますが、ある一定の手術実績を出さないと給料を上げてもらえないようにすれば、安い医者でも腕が上がることが多いはずです。

下手な医者は、とりあえず低賃金で練習しろ、というのは必要です。でも、医者のうまい下手を決めるのが大学教授になるかもしれないので、彼らの言ううまい医者というのは人間ではなく、カエルの手術がうまいことなので評価は当てになりません。

だから基準が明確ではない手術のうまい下手より、患者に対する表示義務のほうが優先順位は上だと思います。

医者への少ない金額の付け届けはやめましょう

昔は外科医に対して、付け届けが実質的に認められていました。付け届けをすると、先生が一生懸命にやってくれるのでは、と期待するわけです。

ただ昔の付け届けは、手術する前に支払っていた。だから、下手くそな教授がたくさんもらい、蓋を開ければ腕が悪くて失敗するということが多々ありました。付け届けは医師に対する患者の評価として、手術が終わってから払うのだったらいいのではと私は思います。成功報酬ということです。

そうすれば、腕の良い医者の収入が増え、悪い医者の収入が減るということになります。

それと、手術前に3万円とか5万円程度のお礼を払う患者がいる。その程度の金額だったら、医者になめられるだけだから無駄です。50万円とか100万円を払えば多少のプレッシャーになるかもしれませんが、しょぼいカネを払うと、無知な患者と思われる。3万円を払ったことで大学病院になめられて、下手くそな研修医の練習台にされる可能性は高まってしまうでしょう。

患者としては、どうしたら研修医に回されないかが死活問題です。ミスしたり、トラブルを起こしたりして医療訴訟になるのは、医者としては避けたい。だから、失敗したら訴訟になりそうな雰囲気を醸《かも》し出しておくと、なめられません。

たくさんのデータを持って質問するとか、「絶対に大丈夫か?」としつこく聞くとか、プレッシャーを与えて失敗したら訴えられると思わせれば、練習台になる可能性は低くなるでしょう。うるさい患者になったら鬱陶《うっとう》しがられるけれども、失敗したら訴えられると思ったら手術はきちんとやるでしょう。

大学病院は、存在自体が矛盾した存在なわけです。臨床軽視研究重視を徹底しているし、そのうえに腕がいい医者ばかりだと嘘をついている。さらに、長時間待たされ、研修医の練習台という事実も隠す。大学病院は三重苦、四重苦のマイナスが重なり合っています。

大学病院はありとあらゆる点でネガティブな体質で、特殊な事情があることを知っておきましょう。

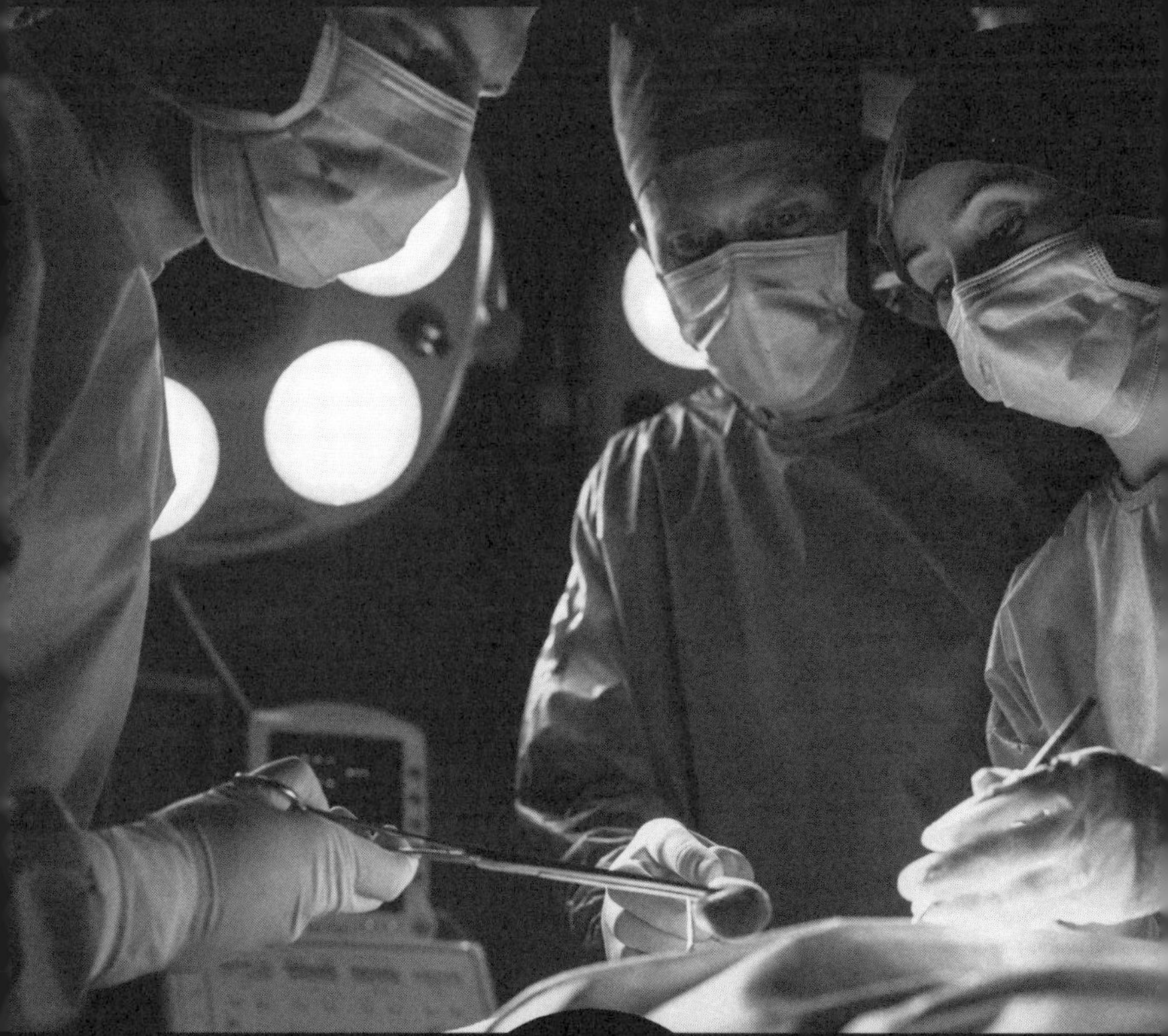

第3章
医学部教授が元凶

医学部はDean制を採用するべき

日本の医学部教授には、基本的にロクな人間がいません。しかし、順天堂大学のように腕のいい教授を引き抜いてくると、病院の収益も患者さんの評判も上がります。

大学病院も当たり前の資本主義の原則に則ってもらえれば、それだけで改善するだけの話ですが、どうしてもそれができないわけです。

東京女子医科大学は問題の多い大学病院です。裁判も多いし、検索するだけでたくさんのトラブルが出てきます。給料を値切ったり、職員を減らしたりして、待遇が悪い。だから、みんな辞めていくわけです。そして残るのは、腕が悪い医者ばかり。先日ひどい理事長が辞めたので、多少はましになるかもしれませんが。

良い病院か悪い病院かを見分けるには、一つは研修医が集まる病院かどうかです。研修医たちは自分の腕を上げたいので、口コミなどで腕の良い医者がいる病院を調べています。つまり、研修医が集まるのは良い病院で、逆に人が集まらない、逃げてしまうのはダメな病院という見方ができます。

国際医療福祉大学、順天堂大学など、理事長が強い病院は良い医者が集まります。逆に教授会で決めると、自分より目立たない人間を教授にしたがるので、ヘボが教授になりやすい。

あと、研究業績で教授になった人は、自分と同じような研究業績のある人を教授にしたがります。

アメリカではＤｅａｎ制という仕組みで医者を集めています。

Ｄｅａｎ制とはＤｅａｎという係の人がいて、医学部に限らないけれども、教授の引き抜き係がいる制度です。優れた教授を引き抜いてくると、患者が増える、学生が増える、利益が増える、と踏んで引き抜いてくるわけです。

日本の大学はアメリカのＤｅａｎ制を採用したほうが、明らかに大学の人事はまともになります。今みたいに教授会で教授を決めると、変な人間に選ばれた人間が教授になるので、変な人間の拡大再生産にしかなりません。

医療事故は具体的にどう起こるのか

事件になった慈恵医大青戸病院では、手術に携わった３人の医師が一度もやったことない手術をやって、患者さんが死んだので逮捕されました。

しかし逮捕は、ちょっとやり過ぎだと私は思うのです。当たり前ですが、手術は医者であれば誰でもすぐできるものではありません。下手な医者が経験を重ねながら、だんだんとうまくなります。誰でも経験不足で下手な時代があるのです。

料理人はまずい料理を出したからといって逮捕されません。人の命がかかわることだけれど、下手な時代の失敗で逮捕までしてしまうと、新米の医師はもう誰も手術ができなくなってしまいます。

それと、もう一つは大学病院には上の先生もいるわけだから、指導ができるはずなのです。

出血したとか手順を間違えたとかというとき、適切な対処をする必要がある。上手な指導医が入らないと、失敗したときに患者は死にかねません。

医療事故とは具体的にどういうことか、お伝えします。

執刀医は切ってはいけないところを切ったつもりはないけれども、切ってしまったみたいなことです。たとえば、腹膜をメスで切ったら、たまたま動脈に当たった。そうしたらバッと血が出てきます。

群馬大学は腹腔鏡という手術で、開腹手術ではなかったので出血したときに止血はできないけれども、先ほどから話題にしているように、出血してしまったので開腹手術に切り替えることは簡単にできるわけです。　それをやらなかったので患者は死んでしまいました。切ってはいけないところを切ってしまうのは、実はよくあることなのです。残念ながら、かなりの名医でもミスします。ただ、ミスしたときに適切な処置ができるかどうかが重要なのです。

患者を殺してしまう多くの医療事故は、事故そのものではなく、適切な処置をしなかったことがミスなのです。

ここで開腹に切り替えるとメンツが立たないとか、そういう医者の判断ミスで殺してしまったものは、タチが悪いともいえるわけです。

本来大学病院は成長の場であるべき

通常、人間が人間の体にメスを入れるのだから間違えることはあります。残念ながら神経が通っている場所であろうが、血管が通っている場所であろうが、個人差があるので予想していなかったことも起こる。

どんなミスをしても、失敗をしても、適切な対処ができるかどうかが上手い医者と、ヘボ医者の分かれ道です。

ミスして患者を殺してしまった場合、反省して次に活かすのが一般的な医者の感覚です。ところが、群馬大学の問題の医者や大学は、「この人は死ぬ運命だった」と開き直っているようです。また、これだけ失敗を重ねる医者なのに、まともな指導医もついていなかったようです。

私も精神科医ですが、昔ヘボだったとき、あのとき言ってはいけないこと言ってしまったとか、今では恥ずかしくなるようなことが本当にたくさんあります。ずいぶんスーパーバイザーと呼ばれる上の医者から厳しい指導を受けて、叱られましたが、経験を積み重ねて、少しずつ上達しているつもりです。今でもアメリカからオンラインでスーパーヴィジョンを受けています。その姿勢が、医者の本来のあるべき姿と信じています。

入試面接で教授たちが合否を決める弊害は述べました。医学部の教授には、人間は進歩していくという発想がありません。つまり、18歳のときには医者に向かない人間が、成長して30代、40代で医者らしくなることも当然あるのです。私も発達障害の気があるので18歳のころは本当に医者に向かない人間だったと思います。

それなのに「おまえは医者に向かない！」と独断で決めて落としている。

人間は成長していくものだし、だからこそ、大学病院は研修医の練習の場であるはずなのに、人間の成長を大学の医学部自体が否定しているのです。

入試面接は、大学医学部が教育する気がない意識の象徴です。

コミュニケーション能力に難があるのだったら、6年間の医学教育でコミュニケーション能力をつけてやるべきだし、人間は教育とか環境によって大きく成長するという信念を持って教育してほしい。

しかし、残念ながら今の医学部の教授たちには、その意識がありません。

医療事故は民事訴訟で対応するべき

医療事故の話に戻りましょう。

慈恵医大青戸病院事件のような事件で、経験が少ない医者をミスで逮捕するのであれば、医療現場に混乱が広がります。

刑事罰で制限をかけて、新しい医療や手術方法にチャレンジできなければ、医療の進歩自体が遅れてしまいます。医療だけでなく、ありとあらゆるものが経験によって成長していかなければならない。だから、医療事故に刑事罰はそぐわないのです。

大学病院なら スタッフの数が多く、教育病院という立場なので、未熟な人がミスをしたときには罰金を払うとか、それも教育コストの一環という発想を持つ意味で民事の裁判はやるべきです。裁判をバンバンやれば、病院は監督するしっかりした医者をつけるようになるでしょうから、医療事故は減るでしょう。

繰り返しますが、医療事故に刑事は馴染みません。

民事をもっとやるのがベストです。民事をやれば、医者たちも副作用の勉強をするようになったり、ミスしたら金を払わされたりするならば、「やっぱり先輩の医者をつけておいたほうがいい」となっていくはずです。

大学病院は日本人の権威主義が生んだ

患者が、権威があると勘違いして大学病院をありがたがるのが、根本的な原因です。これは日本人の権威主義が生んだ歪《ひずみ》です。

たとえば、江崎玲於奈氏がノーベル賞を取って教育改革国民会議の座長をやっていました。江崎氏は元々ソニーの研究者で、教育は素人でした。

大学の学長の経験はあるかもしれないけれど、まったく経験も知識もない人物が、小学校、中学校、高校の教育のトップに立つのはおかしい。つまり、ノーベル賞学者だったら教育のトップに立てると日本人は思っているけれども、常識的に考えればそんなわけはないはずです。大谷翔平をJリーグの監督にするようなものです。実際、江崎氏はゆとり教育を先導して大失敗に終わりました。

本人のキャリアや能力を評価するという当たり前のことをしてないからです。判断基準が「権威があるかどうか」なのです。

東大教授には教授になってから一秒も勉強してないのに偉そうにする人もいます。今の日銀総裁も、昔は頭が良かったかもしれないけれど、30年前の理論を振りかざして、行動経済学一つ知らないようです。だから、心理学を無視した経済運営をして円安や株価の乱高下を招いている。

日本人は、肩書きとか権威が大好きなので、私みたいな人間でさえ、東大卒だと言えば賢いと思われる。仮に私が賢いとすれば、東大卒だから賢いのではなく、卒業してから一生懸命勉強しているから賢いわけです。

だから、大学病院というのは日本人に深く染みついた悪い価値観から生まれたモンスターなわけです。人を学歴で判断するなんて、人間が18歳からずっと変わらないと思っている人たちの浅はかな意識だと言えます。

大学教授に偉そうにするばかりでロクな人間がいないのは、教授を教授会で選ぶことが原因です。

つまり、ダメな人間に選ばれる奴はダメな人間ということ。ダメな奴は優れた人間を選ぶことはしません。つまり、人格的にこの人は素晴らしいとか、教育者として素晴らしいとか、そういう判断基準で教授は選ばれないということです。

昔、大阪の一流のラジオ・テレビ局で新入社員のアナウンサーを、アナウンサーが選んだことがありました。それまで人事部の面接で選んでいたのに、採用基準を変えたわけです。そうしたら、アナウンサーとして優秀な人は入ってこなかったそうです。自分を追い抜きそうにない人間を選ぶという心理が働くのだろうと、そこの社員から聞いたことがあります。

だから、大学教授を大学教授が選ぶシステムは、少なくとも、今の大学教授が人格高潔で素晴らしい人たちの集まりだったらいい教授が選ばれる可能性はあるけれど、まったくそんなことがないので、よくない教授の再生産になっていくばかりなのです。

医学部教授と医局

医師手当てがついてよその学部の教授より給料が高いことはあるようですが、医学部の教授は大学内では他の教授と同格です。。

ただし、日大みたいに医学部の教授が40人くらいで、理工学部の教授が２４０人以上なんて大学はほとんどありません。通常は多くの大学で医学部の教授が一番多いので、一人一票で平等にやると医学部の力が強くなります。すると医学部の教授が学長になっている大学が多いのです。たとえば、島根医大と島根大学が合併してできた今の島根大学は、医学部の教授が一番多くなってしまって、島根大学の医学部長が学長になりました。

つまり、医学部は大学の中での地位が高いように勘違いされていますが、文学部の教授と医学部の教授と比べて医学部の教授が偉いということはないのです。

ただ、医学部の教授は他学部の教授と対等ではあるけれども、自分の診療科では一国一城の主になってしまうので、周りの意見を聞かなくなる傾向があります。

一国一城の主というのは、その科という会社を経営しているようなものなので、人事権も握っているし、こんな研究したいと言っても、「そんなつまらない研究に、うちの医局はカネは出せないから」みたいなことをやる。中小企業の社長みたいなものです。

医学部で動いているお金は、そんなに大きくはありません。国からの予算はそれほど多くありませんし、製薬会社から金をいっぱい引っ張ってくる人でも、せいぜい10億円くらい。たいした金額ではありません。理系の他の学部でははるかに多くの研究費を使う教授もいます。

そして、医局というのは政治家の派閥みたいなものです。

教授に権力が集中している状況なので、透明性がありません。

本来は、医学部が研究と臨床、それから教育の三つを担っているのだったら、研究が一番できる医師を研究長に、臨床が一番できる医師を診療科長にして、教育ができるやつを教授にするのが本来あるべき姿だと思います。

教授は学生を教える係のはずなのに、研究者出身の教授がすべての実権を握っていることが大きな問題です。

教えるのがうまい医者の評価が低すぎる

研究オタクの医師は、人に教えるのが下手くそな人が多いようです。私もアメリカに行くまで気づかなかったけれども、医学教育というのは、やっぱり教えるのがうまい人に習うのが一番いい。このため、ヘボ医者がどうして日本で生まれやすいかというと、大学や大学病院に教えるのがうまい医者が少ないことが理由のような気がします。

どうしてそうなるのかというと、教えるのがうまい人の評価が低過ぎるのです。つまり､教えるのが非常に上手な人がいたとしても、教授になれない。大病院の科長とか部長などになれるかといえば、なれることは少ない。教えるのがうまい人の評価が低過ぎるので、大学の医学部では教えるのが下手な人が、みんな自己流で教育をやる。それが、日本の医療の質が保たれない大きな理由になっています。研究が優れている医者や教授が偉そうにするのは伝統です。

有名なテレビドラマ『白い巨塔』の時代は、腕が良い医者のほうが威張っていました。財前五郎外科医は腕が良いからあんなに偉そうにしていたわけです。しかし、ある時期から、とにかく研究業績が重視されるようになった。

昔は教授を選ぶときに前任者の意向が強かった。前の教授が「こいつは一番腕が立つ、だから次の教授はこいつにしてくれ」とか、「一番臨床できるからこいつにしてやってくれ」とか。前任者が教授を選んでいた時代が長く続いていました。

そうすると、教授になるために賄賂を使うなど、いろいろな問題が発覚しました。そうして前任者を次の教授選考の教授会に入れないようになって、ある時期から眼科の教授を選ぶのに眼科医が一人もいないみたいなことになり、最終的に論文の数で選ぶことになった。そうして、大学病院は基本的には研究する場所になって、臨床は二の次となってしまったわけです。

しばらく研究最優先だったのが、国にカネがなくなってから、大学病院も自分で稼いでくれとなって、今に至っています。つまり研究ばかりしてきた人が臨床の最前線に立たざるをえなくなりました。

その結果、手術が量産されて医療事故が激増しているのです。

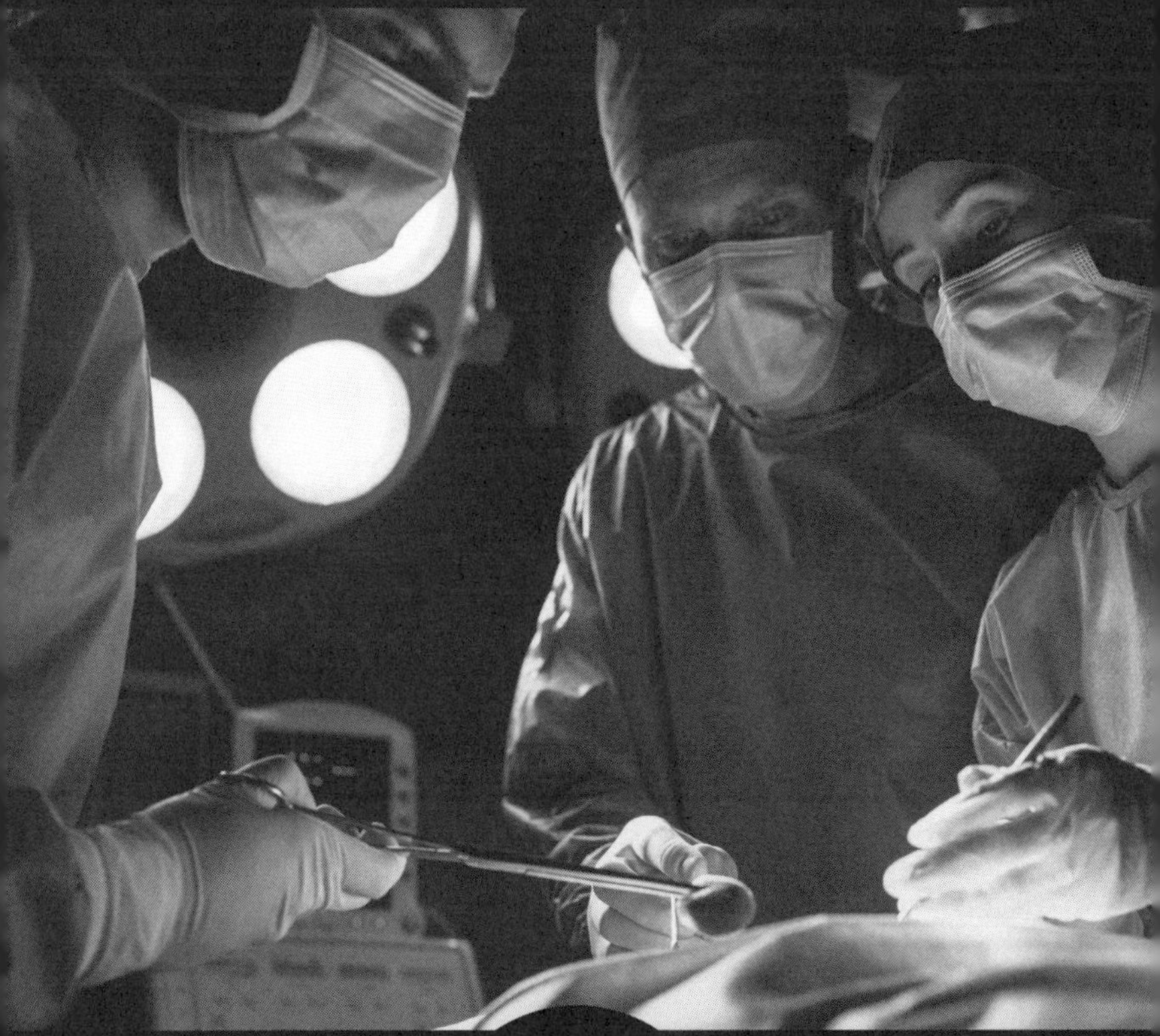

第4章
薬で殺される

外科よりも内科が多くの患者を殺している

外科手術をどこで受けるかについては、致命的な医療事故は検索で出てきますので、自分で調べて事故の多い病院には行かないのが一番です。

問題は内科の医者や病院です。

内科は外科の医者と大きく違ってきます。

たとえば、外科だと手術をやる前、インフォームド・コンセントといって原則的に手術のメリットとデメリットを手術前、患者に詳しく説明します。うまくいけばどれだけのメリットがあるという説明だけでなく、この手術は0・3パーセントの割合で死ぬとか、こんな合併症があるとか、麻酔から目が覚めない人が何パーセントくらいいるとか、あらかじめ伝えるわけです。インフォームド・コンセントというのは、それだけの説明をして（インフォームド）、患者が手術同意書にサインをして（コンセントして）手術となるわけです。

ところが、内科の医者は「血圧が高い。薬を足しとくから」と、患者になんの同意も得ないで薬を増やすのが当たり前になっています。外科医が医療事故で殺している人数は、せいぜい年間数千人（報告されるケースは年間数百件）。ところが内科医に殺されている患者さんは、軽々と万単位でいるでしょう。

外科で殺される事故はわかりやすいし、目立つので可視化がされています。特に産婦人科などは一人亡くなっても、新聞やテレビのニュースになる。

しかし、内科の場合は薬の副作用で人が死んでも、暴走事故を起こしても、たいしたニュースにはなりません。そのうえ、タチが悪いのはマスコミも製薬会社に忖度して、それを隠ぺいする体質があることです。

先日、出演した『TVタックル』（テレビ朝日）で高齢者の免許を取り上げるべきか、について議論をしました。「高齢者の事故の原因として、薬の飲み過ぎがあります」というような話も、私はしたわけです。

しかし、そこがばっさりカットされました。その理由は、『TVタックル』のスポンサーに原沢製薬という製薬会社が入っていたからです。要するに、薬の危険はテレビで言っても削除されてしまうわけです。

最近アメリカでもトップの医学雑誌『JAMA』に「交通事故を

起こした高齢運転手のうち、80％が事故前にＰＤＩ薬（運転障害薬）を使用しており、薬が事故の原因と知らず、事故後もほとんどの人が薬を引き続き使用している」という研究が掲載されました。

研究は「高齢運転者の運転に悪影響を及ぼす可能性のある薬物の使用に関する情報を提供し、臨床医による薬物の処方を見直す必要性を示唆している」と結論付けています。

つまり、私はエビデンスの確かなファクトを語ったにもかかわらず、その部分をカットされてしまったわけです。

紅麹サプリで80人以上（もっと多いという報告もあります）の死者を出した小林製薬も、多くの死亡例が出て、厚労省から注意勧告が出て初めてマスコミは叩きだした。その前からすでに死者が出ているという話は出ていて、それを載せた雑誌もありましたが、なかなかテレビは報道しないわけです。

小林製薬は、みかじめ料としてテレビ局のスポンサーをしているとさえいえるわけです。私は薬の飲まされ過ぎで死ぬ人を減らすため、それから薬の本当の危険性を知らせるためにテレビ出演したのですが、製薬会社がスポンサーなので放送されないわけです。そもそも製薬会社がテレビ局に支払うスポンサー代も、薬価に乗せられているというのに、です。

本来、製薬会社のテレビCMは禁止にすべきでしょう。

結局、製薬会社がテレビ番組のスポンサーであるために、日本ではテレビを通じて薬の危険性は、多くの人々が死んでからしか表に出ないし、報道もされません。

最近も、大正製薬がアライという、腹部の脂肪を減らす薬を出して大儲けしています。副作用も多い薬ですが、そのことは少しも報道されません。

コロナワクチン接種後の死者数も数千の単位で出て、子どもも死んでいるのに、ほとんど報じられることはありませんでした。とにかく体に害がある薬があふれています。しかも、それがテレビにより、バンバン宣伝されています。

製薬会社のＣＭを禁止しないことには、薬害はなくならないのです。

健康診断は患者をつくり出すためにある

日本人には世界的には健康なのに、自分は不健康だと思っている人がたくさんいます。

それは、健康診断に原因があります。

健康診断そのものも問題ですが、いちばんの問題は基準値を厳しくし過ぎて、ものすごい数の患者を無駄につくっていることです。

塩分がいい例で、7・5グラム以上だと塩分の取り過ぎと厚労省は決めていますが、ニューイングランドジャーナル・オブ・メディスンという世界で最も権威ある医学雑誌で発表された10万人以上の大規模調査のデータを見ると逆に、10グラム未満だとどんどん死亡率が上がります。7・5gだと40％も死亡率が増えるのです。

糖尿病に関してもさまざまな大規模調査でHbA1cが7から8の人が最も長生きしているというデータが出ているのに、あえていまだに6を信じている医者がたくさんいます。糖尿病学会は若干基準を緩めたけれど、結局、日本の医者には勉強しない連中が多いから、基準の変更を知らないで古い基準を押しつけることが多いのです。

私は現在、歯を抜歯するかどうかという状態にいるのですが、先日、「ＨｂＡ１ｃが９もあるんじゃ無理」などと言われて困っています。「糖尿病だと感染症になりやすい」と歯医者は勝手なことを言うけれど、それにはまったく根拠がありません。

医者は「せめて７以下になってもらわないと抜歯できない」と言いますが、７から８が最も死亡率が低いというデータがある。６がいいという根拠はなにもなくて、学生時代に教わったことを、盲目的に信じている医者がたくさんいて話にならないわけです。

メタボ検診なんかも、いい加減です。ＢＭＩ25以上が肥満扱いされるわけですが、まず二つ大きな問題がある。

一つは25から30が最も生存率が高いのに、その数値を肥満扱いしていること。基準を30にすると、日本にほとんど肥満がいなくなる。そうすると患者が減るので、病院が困る。だから、わざわざ不健康な人をつくっているわけです。

もう一つは、大多数の医者とか学者は、食生活とか疾病構造を考えていないのです。つまり、日本は国民ががんで死ぬ国であって、心筋梗塞で死ぬ国ではない。がんで死ぬ人が急性心筋梗塞で死ぬ人の12倍もいる現実を考えるべきなのです。栄養状態がよく体重が多めの人のほうが、がんで死んでいないということも明らかになっているのですから。

欧米のように心筋梗塞で死ぬ人が多い国であれば、それは確かに体重の管理などが必要ですが、がんで死ぬ人が多い国なのに、的外れな健康管理をやって、栄養不足から免疫力の低下を招いていることが問題なのです。

大儲けしたい製薬会社の思惑と医者の不勉強が一致して、こんなことになっているのです。

日本人は検査が好きで、みんなで不健康を自慢する国民性がある。数値がいくらだったとか、おじさん同士の会話でそんな話が多いでしょう。

たとえば、私は、血圧は放っておくと220あって、薬で下げて現在は、170ぐらいでやっています。

血糖値は放っておくと660あって、運動で300ぐらいに下げてよしとしています。そう言うと、みなさんは私のことを不健康だと思うわけじゃないですか。

私だって勉強してなかったら「自分は不健康だ、やばい」と思って、アホほど薬を飲んでいると思います。だから、やっぱりきちんとしたデータを調べるなど、勉強しないとダメなのです。

ｍ３・ｃｏｍ（医療関係者の専門サイト。掲示板がある）などで、「和田秀樹は精神科医のくせに内科のことを喋るな」と、悪口が散々書かれています。

ところが私からすると、「内科の先生はもう少し勉強してよ」と思っています。つまり、みんな自分の専門の分野のことしか知らない。循環器内科の先生が呼吸器のことをなにも知らないとか、そういうことが当たり前にある。

将来、開業する気があるのなら、他の科のことも勉強してもらわないと、患者にとって、リスクしかありません。

医者はほとんど勉強していません

日本には、まともな医学系の論文がほとんどありません。

いわゆる動物実験の論文ばかりで、大規模調査のデータの論文がないのです。

日本人は英語が読めないのも問題です。日本語の論文がないのだから、医者は、英語の論文を読んで勉強しないといけません。亡くなった近藤誠先生は、「日本人の医者は英語が読めない」とぼろくそに言っていたけれども、もっと問題なのは今、全部ネットの論文は日本語に翻訳してくれるようになったのに、日本人の医者は勉強しないことです。勉強が嫌いな人間ばかりなのです。

近藤誠先生は朝2時から勉強していました。私も近藤先生ほどではないですが、日々勉強しています。日本の医者は偉そうなヤツばかりで、「勉強が嫌いなヤツが偉そうなことを言うな」ということです。

日本の医者は、もう少し謙虚になる必要があるでしょう。

繰り返しますが、健康診断は患者のためではなく、医者や製薬会社が儲けるための検査なのです。

日本の医者は患者に薬を飲ませすぎで、必要のない薬で寿命を縮めている現実があります。

おかしなところを具体的に指摘すると、肥満の基準はＷＨＯではＢＭＩ30以上、日本では25以上です。それは、30以上にすると日本に肥満がなくなり、肥満学会の存在意義がなくなるからです。

データによるとＢＭＩ21以下は総死亡率が上がってしまいます。体の抵抗力が低下するからです。

医者が勉強しないので、海外の当たり前のスタンダードを無視しているわけです。海外と比べて、心筋梗塞で死ぬ人が少ない日本では、30以上でも本当に危ないかどうかはわかりません。

実際に仙台の郊外で取ったデータでも、結局25から30が一番平均余命が長かったのだけれども、30以上でも1年くらい短かっただけです。ところが18・5未満になると、６年も平均寿命が短いわけです。だから痩せ過ぎの害のほうが、太り過ぎの害よりも大きいわけです。

これから、パソコンの時代からＡＩの時代に変わります。

ＡＩに「血圧で死亡率が低くなる値を国際データで教えて」と訊ければ教えてくれます。「肥満で死亡率が低くなる値を国際データで教えて」とか、「ＢＭＩ別の死亡率を教えて」と言うと教えてくれる。だから、海外の、この大規模調査ではこう、この大規模調査ではこうと、すぐにわかるわけです。

今のアホな医者は、ＩＴの進歩にも追いつけません。ＡＩを使っていない医者が大多数です。

日本人がデータより医者の言うことを信じるというリテラシーが、私には理解ができないのです。

薬品業界では利権が常識

高血圧の話にいきましょう。

血圧の基準値の変化は、1978年にWHOが年齢に関係なく、一律に上の血圧が160以上、下の血圧が90以上を高血圧としました。

まず、年齢を考慮しないのは、血圧の上昇が老化現象であることを無視しています。

年を取れば取るほど血管の壁は厚くなり、高くないと脳に酸素が行き渡らなくなります。

そのために血圧は高くなる。つまり、自然現象なのです。

１９９９年にＷＨＯは１４０、90という新しい基準を決定したけれど、これも根拠はありません。

それはどうしてかというと、１９４８年にＷＨＯは創設されて、世界各国からの拠出金で運営しているのだけれども、慢性的な資金不足で、製薬会社からの寄付に頼るようになったからだとされています。その結果、製薬会社に忖度して治療目標を下げたわけです。

昔は適切な血圧は、年齢プラス90から１００とされてきました。

これはだいたい、いいところを突いていると思いますが、今みたいに人々が当たり前に80歳以上生きるようになったとき、80歳の人が１７０でいいのか、90歳の人が１８０でいいのか、若干の疑問はあります。

私の実感でいけば、高齢者は、やっぱり１６０から１７０ぐらいまでが適切だと思っています。

だから私も170でやっているわけです。

正常とされる血圧140まで逆に下げると、下げ過ぎで頭がぼーっとする人が出てきます。

140がいいのか、170がいいのか大規模調査をやっていないので、本当のところはわかりません。

ただ、実際に今、慶応大学病院の先生が百寿者の調査をしています。

そうしたら、約6割の人が高血圧の病歴があるというデータが出ました。やっぱり、高血圧の人のほうが長生きするわけです。

それでもWHOや厚生労働省が低い血圧を推奨するのは、利権があるからです。

WHOはコロナ騒ぎのときもワクチン業者とか、あるいは新しい薬をつくっている業者から賄賂をもらっていたという噂もあります。

コロナワクチンはわかりやすい例ですが、そういう利権がすべての薬の界隈では常識だということなのでしょう。

製薬会社の利権に巻き込まれている医者は、「とにかく新薬を使え」と言うでしょう。例えばコロナの治療薬のゾコーバも１日か２日くらい熱が下がる時間を短くするだけと言われています。まして、今はコロナが風邪と同レベルの感染症（風邪だってこじらせたら年間万単位の人が死んでいます）になっているのに、高額な薬を使う意味はまったくないわけです。当然、副作用もあるわけで、マイナスだらけです。

それと、近藤誠先生がよく書かれていたのは、たとえば大腸がんを早期発見すると、大腸がんで死ぬ人が減ったということだけを見るのではなく、その検査に参加した全員の、あらゆる原因を含めた総死亡率が大切だということです。

典型的なのがコレステロールで、コレステロールを下げると、わずかに心筋梗塞が減ります。だけれども、ガンは増えるし、うつ病も増える。だから、コレステロールを下げると、総死亡率が上がります。血圧においても総死亡率が大切なのは、血圧を下げることで転倒が増えるからです。

副作用で頭がふらふらして転んで、転倒が増える。その副作用が理由で、要介護に早く陥るし、ひょっとしたら自動車を運転して自爆で死ぬかもしれない。高齢者の死亡事故の４割は自爆です。薬を飲んでいるせいで、頭がぼおっとして自爆する可能性が高いわけです。

要するに、人間にとって、ある特定の病気で亡くなろうが、別の病気で死のうが、本人にとっては、結果は同じだということです。

だから総死亡率を見ないと、本質は見えてきません。

日本は臓器別診療なので、この薬を飲んで何々を減らすということはよく言われるけれども、大切なのは総死亡率なのです。

つまり、あることにとってはプラスだけど、あることにとってみたら害ということが、いっぱいあるわけです。

投薬するかどうかは、それらを総合して判断するべきなのです。

目標は健康で長生きすることであり、大腸ガンで死なないことではないということです。

血圧も血糖値も高くていい

血圧とか血糖値の大切なポイントは、血圧や血糖値が高めの人のほうが頭はしゃきっとする側面があることです。

仮に下げるとしても、頭がぼーっとした状態で長生きするのか、それとも長生きできないかもしれないけれど、80歳まではしゃきっとしていたいかは、人生観の問題です。血圧や血糖値を下げすぎるとどうなるのか、という情報が人々にきちんと伝わらないことが問題なのです。

前にもお話ししましたが、医者が外科手術をするとき、インフォームド・コンセントといって、その手術のメリットとデメリットをちゃんと伝える原則があります。この手術をすればメリットとして死亡率が下がり、デメリットとしては麻酔で死ぬ確率がどのぐらいとか、手術で死ぬ確率がどのぐらいとか、この後、胃を全部取ると栄養状態がこのくらい悪くなるとか。手術前に患者に説明する原則があります。

ところが内科になると、まったくおかしくなってきます。たとえば、血圧を下げる薬を出すとき、肝臓が悪くなる人が数パーセントいるとか、そういうことでさえ説明しないで薬を飲ませます。

血圧を人為的に下げるから、何割かの割合で頭がぼーっとしたり、ふらふらしたりするわけです。それらの副作用をまったく説明しない。

しかもタチが悪いのは、大規模比較調査がないから、外国のデータでしかこの薬を飲むことによって脳卒中がどのぐらい減るか、ということが説明できない。「日本人はどのぐらい減るのか」と聞いたら、「日本人も外国人も同じだよ」と言いだすはずです。

本来、厚生労働省が指導して、薬に関してもメリットとデメリットを説明してから出す。それで患者に選択させるのが当たり前だと思います。

低血圧でぼーっとするのは、年を取ると血圧が低くなることによって、脳に酸素がいく量が減るということです。女性が「私、低血圧だから、朝は頭があんまり働かないの」というのと一緒です。日本の医者って本当にバカなんじゃないかと思ったのが、マスクでした。

マスクをすると吐いた息を吸うことになるので、酸素濃度が減る。そういう害がまったく論じられずに、みんなにマスクを強制した。当然ボケ症状も起きやすくなり、高齢者では転倒などの事故が起こりやすくなります。

それと脳卒中といえば、3分の2が脳梗塞で、3分の1が脳出血とくも膜下出血です。脳梗塞は脳の中で血栓などが詰まることで、血圧が高いとそこの詰まりかけをピュッと押し流してくれることは珍しくありません。

血圧を下げると、脳梗塞が増えるというデータもあります。

つまり、降圧剤は総死亡率を上げる可能性は小さくないのです。

血糖値は高血糖より、低血糖のほうが怖いのです。

私自身が血糖値660まで上がった時期がありました。喉が渇くことはあっても、ややだるい、喉が渇く程度の状態でした。要するに、大したことがなかったのです。

しかし低血糖だと、50以下だったら死ぬこともある。低血糖のほうが怖いし、低血糖発作は交通事故の大きな原因になっています。そして、ボケの原因にもなっているでしょう。

浴風会という老人専門の病院に勤めていた頃、「糖尿病の人はボケない」とよく言われていました。脳に糖分が十分いくほうがボケにくい。実際に解剖してみると、糖尿病の人でアルツハイマー病になっているのは、一般の人と比較して3分の1程度でした。

ところが九州の久山町の調査で、糖尿病の人のほうが一般人より2・2倍もアルツハイマー病になっているという結果が出ました。それで糖尿病はアルツハイマー病のリスクファクターとされているのだけれども、浴風会と久山町では大きな違いがあります。

浴風会ではいわゆる糖尿病の人も、そうでない人も、死亡率に差がないことが理由で糖尿病の治療はほとんどしていなかった。

久山町は全例治療していたので、その違いが出てしまったわけです。

要するに、血圧を下げる薬を飲んでいるので、血糖値が下がり過ぎていたわけです。

それと、もうひとつACCORD調査で明らかになったのは、HbA1cを6未満に下げると16パーセントの人に重症の低血糖発作が起こることです。7から8だと5パーセントとなっています。

私は5パーセントでも車を運転するから怖いので、9でやっています。血糖値を下げれば下げるほど、低血糖発作は起きやすくなるからです。

糖尿病は血糖値が上がる病気ではなく、血糖値が不安定な病気なので、糖尿病のない人は低血糖の発作はまず起こらない。ところが、糖尿病の人は、普段は血糖値が高いのに、1食抜いただけで低血糖が起こったりする。そういう危険性があるわけです。

血糖値を下げることの危険性を、もっと認識することが必要です。

血圧の薬は4000万人が飲まされている

降圧剤で低血圧にしたら、ボケ症状が起きる、脳梗塞になる可能性が高まります。

また降圧剤は、劇的肝炎、横紋筋融解症、腎不全ショック、意識喪失、間質性肺炎、白血球減少、と不健康な副作用の宝庫です。

副作用が起こる割合は、間質性肺炎だと血圧の薬を飲んでいる人の0.1パーセントです。
0.1パーセントは1000人に1人ですが、血圧の薬はおそらく4000万人ぐらいが飲まされているので、それで間質性肺炎になっている人が1万人ぐらいいるかもしれない。だから、確率が低いからと無視できないわけです。
ボケ症状とか脳梗塞とか低血圧による転倒、あるいは意識障害によっての自動車事故とか、これらはもっと確率が高いはずです。

低血圧が起こる人は2割ぐらいいるだろうし、ボケ症状も5パーセントぐらい、脳梗塞も5パーセントくらいいると思います。

血圧の薬を減らすことで脳出血が8パーセントから5パーセントに減った、というアメリカの大規模調査があるのですが、脳出血を3パーセント減らすために、どれだけの他の害があるのか、ということです。

降圧剤は、合剤に注意してください。

私もエカードという合剤を飲んでいましたが、血圧の薬は合剤が許されているのです。

血圧の薬に限らず、薬は5種類以上飲むと転倒が増えるというのは知られていますし、6種類以上飲むと有害事象（好ましくない事象）が増えることも知られています。そういう意味で、合剤は2種類飲んでいるのと同じことなので、合剤を服用している意識を持たないと危険です。

近藤誠先生がよく言われていたのは、「数値ではなく、自分の体が調子が悪いと感じてから治療しなさい」ということです。

体の調子が悪くないのに数値が良くないからと薬を飲むと、薬のために調子が悪くなったりします。

血圧の薬を飲んで調子が悪くなっても、人間の体は慣れます。血圧の薬や血糖値の薬の副作用で調子を崩しても、体がだるいのが当たり前になってくると、年齢のせいかと思ってしまう。ところが試しに服薬をやめると、いきなり体のだるさが取れることがあります。

血糖値も同じです。血糖値は1日の間に大きく動くので、今までは早朝の血糖値で、いわゆる糖尿病かどうかを見ることが多かったものです。

それが現在はHbA1c（ヘモグロビンエーワンシー）という検査に変わり、ヘモグロビンという赤血球の色素にどれだけの割合で糖がついているのかを見る検査に変わったわけです。

一般的には６パーセントまでが正常とされ、糖尿病の患者さんに対する治療の目標値を６以下にしたわけです。

そして、ＡＣＣＯＲＤ調査という大規模調査が発表されて、６未満まで下げた群と７から８でコントロールした群だと、25パーセントも６未満のほうが死亡率は高かった。

ＡＣＣＯＲＤ調査は５年間やるはずの比較調査だったのに、死亡率の差が大き過ぎて３年半でやめてしまったほどです。現在は糖尿病のない人はともかく、糖尿病のある人を薬とかインスリンで下げる場合は７から８にしなさいというのが国際標準です。それを長い間、日本の糖尿病学会は無視して、ようやく最近になって変更しました。

ところが日本の町医者は知らないままです。たとえば、前にも述べましたが、私がかかっている大学病院の歯学部の医者でも「７以下に下げてもらわないと抜歯はできない」と言われてしまう。糖尿病の医者だけではなく、すべての医者にそういう事実を啓蒙してもらわないと困るわけです。

不勉強な医者によって古い知識が広がる

いろいろな調査が出るので、医学は毎年進歩していく。だから、勉強してないヤツは医者と名乗るなと言いたいわけです。

前にも述べましたが、医者も10年ごとに免許更新しろ、という話が出ています。そうすると、免許更新の試験をつくるのが大学医学部の教授になる。HbA1cは7から8で大丈夫と答えたら、間違いだと落とされてしまう可能性さえあります。医学部教授の98パーセントは全然勉強していないバカなので、データに関しては何もわかっていません。

近藤誠先生は、大学で「新しい知識ではなく、古い知識を教えて覚えさせている」と警鐘を鳴らしていました。「ほとんどの医者は勉強しないので、学部を通じて古い知識が広がっている」とおっしゃっていました。まさにその通りです。

大学教授は勉強不足で、よかれと思って古いことを言っているうえに、患者に命令調で間違ったことを言うわけです。新しいデータが出てても、それを見ないからタチが悪い。どうしようもないのです。

もう一つ、運動療法で血糖値を下げるのはいいけれども、食事療法で下げるのはよくないと私は考えます。低血糖もさることながら、低栄養は日本人の大きなリスクになっています。

日本人の摂取カロリーは、北朝鮮並みに低いのが現実です。日本人より世界中で摂取カロリーが少ない民族は、北朝鮮とルワンダしかありません。多くの医者は糖尿病の患者さんに「痩せろ」と言います。ただ、そもそも栄養が足りていないのに、体重が減る食事療法をさせるのは危険です。

特に炭水化物を減らすのは、良くないのです。

血糖値が高い人が、血圧を下げようと思って食事療法を勝手にすると危険です。血糖値が下がることとか、体重が減ることを日本人は無条件に喜びますが、ＢＭＩが30ぐらいまでの人は体重を減らすことは危ないのです。下手をすると、命にかかわります。

糖尿病の教育入院、治療の低血糖発作で亡くなった人は、すべて糖尿病で死んだことにされています。ところが、糖尿病で死ぬ人は、腎不全とか糖尿病にまつわる病気で死ぬだけではなく、かなりの部分、低血糖で亡くなっている方も含まれているのです。

あと、高齢者の交通事故の４割が自爆です。エアバックがついているのでよほどの暴走がない限りは死なないのですが、運転中に意識障害を起こしてブレーキも踏まずに事故になり、亡くなっているわけです。

低血糖発作は本当に怖いのです。

動脈硬化のリスクファクターは加齢

糖尿病には、１型糖尿病と2型糖尿病があります。

１型糖尿病は多飲、多尿、体重減少の典型的な4症状があって、治療ではインスリンを打ちます。インスリン自体には害はないけれど、やはり低血糖の副作用に注意は必要です。

1型糖尿病は男性の更年期障害と同じで、インスリンというホルモンが減っているとか、出なくなって起こる病気です。だから1型糖尿病の人にインスリンを入れるのは、正しい治療です。つまり、男性ホルモンが足りない人に男性ホルモンを足してあげるのと同じなので、1型の治療としてのインスリン治療は問題ありません。

ただし、血糖値の目標値が低すぎるのは問題です。

2型はインスリンの出が悪くなっている場合もありますが、多くの2型糖尿病は、インスリンに対するレセプターの感度が悪くなって起こっています。

最近になって、そのレセプターの感度を上げる薬とか、おしっこから糖分を出す薬とか、2型用の治療薬がいろいろ出てきました。2型の治療薬が出ているのに、2型の人にインスリンを平気で使う医者がいて、本当に無知なわけです。

現代の糖尿病の9割は2型です。1型と同じ症状があったり、網膜症などの合併症や細菌感染症が発症するケースがあったりするので危険視されるわけですが、いっぽうでは血糖値が上がることも、血圧が上がることと同じように、適応現象とも考えられます。

なぜ適応現象かというと、動脈硬化という病気には、高血圧とか糖尿病が原因でかかる、あるいはコレステロールが高いためにかかると、みんな信じ込んでいます。だから、生活習慣病と名づけられました。

ところが、動脈硬化のリスクファクターは糖尿病や高血圧以上に、加齢なのです。つまり、年齢が高くなれば動脈硬化のない人なんていません。

誰でも、どんなに血圧が正常で血糖値が正常で節制した生活をしていても、年を取ると動脈硬化が起こるのです。

動脈硬化が起こると、血管の壁が厚くなって、血液の通る場所が狭くなる。

そうすると、血圧や血糖値を高めにしておかないと、壁が厚いから脳に十分な酸素やブドウ糖が行かなくなる。

下げると脳の働きが悪くなるのです。

だから、適応現象として、年を取ればだんだん血糖値や血圧が上がってくるということを知ってほしいのです。それを無闇に下げることは、危険としか言いようがない。

昔、糖尿病は密尿病と呼ばれていて、おしっこをなめて甘いかどうかで、医者が診断をしていました。要するに、おしっこが甘くなってから治療すれば十分なのだけれども、今はもう数値が高いだけで治療をします。

おしっこに糖が混ざることで腎臓が悪くなると昔は信じられていましたが、現在はＳＧＬＴ阻害薬を使い、おしっこから糖を出すというやり方で血糖値を下げると、腎臓の保護機能もあるとされています。昔の医者が信じていたことは、嘘だったとわかってきたわけです。

低血糖値にとにかく気をつける

糖尿病の診断は血糖値、ブドウ糖負荷、ＨｂＡ１ｃで行います。

血糖値の数値は前は１４０でしたが、最近１２６になりました。

これも年齢や体重を考慮せず、１４０から１割を引いて１２６になった程度の考えで決められたようです。

死亡率が低いのはHbA1cが7から8の人ですが、その数値でも低血糖の発作が5パーセントの人に起こっているので、車を運転する人は、もう少し高めでコントロールしておいたほうがいいでしょう。ちなみに私は、9でやっています。

高齢者は動脈硬化を起こしているので、自然の摂理で高くなっているわけですから、それを無理やり下げると体の中でバランスが悪くなるのです。

小学生を対象にした研究だと、朝食を抜くと成績が悪くなることが明らかになっています。ということは、子どもでさえ、低血糖で頭が悪くなるのです。

血糖値が低いと、頭は冴えません。だから、私は糖尿病でHbA1cを9でやり、多少の運動をして、薬はなるべく使わない方法を取り入れています。これが現在の私の体調をベストにする方法なのです。

私は、低血糖をなるべく起こさないことに注意しています。だから私が糖尿病患者として最も気を付けているのは、どんなに忙しくても、どんなに眠くても、ご飯は抜かないということです。

たとえば、飛行機に乗らないといけなくて、朝４時半に起きる日でも、朝におにぎり１個は食べる。低血糖で死んでいる人は、想像以上に多いはずです。しかし、糖尿病の医者は低血糖に対する注意を言わない。交通事故が起こったら、製薬会社の圧力で、みんな年齢のせいにするという、悪質な印象操作が行われていることもあります。

夜も少し食べたほうが、寝ている間に脳に糖がいかなくなることを予防できるので良いのです。

低血糖に注意することはすごく大切で、原沢製薬が『たけしのT

Vタックル』でスポンサーだったことで分かったことだけれど、とにかく今のテレビ局は意図的に薬の害を隠蔽しようとするところがある。それは、とても危険なことです。

薬のせいで事故を起こしているのに、年齢のせいにして免許を返納させているわけです。そうすると、6年後の要介護率は2・2倍に増えます。そのほかにも薬害で要介護になっている人もたくさんいて、そんな悲劇は巷にいくらでも転がっています。

基準値ビジネスで薬漬け国家になる

基準値ビジネスは、アメリカで高血圧治療から始まりました。

利尿剤に血圧を下げる効果があると分かった1950年代から

で、この数値を超えたか超えないかという基準を設けました。しかし、よくよく考えたら体調も関係するわけで、基準値はあまり意味がありません。

基準値ビジネスを近藤誠先生は「患者産業」と呼んでいましたが、基準値ビジネスは製薬会社とか医者が儲けるための新規事業でした。

元祖のアメリカと日本で異なるのは、日本は製薬会社が儲けようとして患者をつくろうとする。ところがアメリカの場合は、医療費を国民健康保険とか組合の健康保険が払うのではなく、民間の保険会社が払います。

民間の保険会社は、どんどん患者が量産されるシステムに１９８０年あたりから抵抗をはじめた。それがＥＢＭ、いわゆるＥｖｉｄｅｎｃｅ Ｂａｓｅｄ Ｍｅｄｉｃｉｎｅと言われるものです。血圧を下げるだけではダメで、血圧を下げることによって何年後かの脳卒中とか心筋梗塞とか死亡率を下げるエビデンスがない薬には「カネを出さない!」と保険会社が言いだした。

そういう理由で保険会社がお金を出さなくなったので、アメリカの薬のほとんどにはきちんとしたエビデンスがあるわけです。

さらに、2種類以上の薬を飲んだ場合はエビデンスがないとみなす、ということになった。つまり、他の薬と併用した場合は、大規模調査がないので死亡率が下がるエビデンスがない、ということです。そういう理由で、アメリカでは多剤併用は基本的に行われていません。

一方、日本の健保組合は電子カルテからビッグデータを吸い出せばエビデンスはいくらでも調べられるのに、一切調べない。エビデンスのない薬にも、カネを出しているから、アメリカ以上に基準値ビジネスが流行してしまっている。

つまり正常値より、血糖値が高いとか血圧が高いとかコレステロールが高い人に薬を出して、５年後の死亡率が下がるとかエビデンスがなくても、お金になる。悪質な医者とか悪質な製薬会社とか、それにへこへこするテレビ局による悪質な薬漬けが行われているわけです。

日本は医療費や保険で安いし、簡単に薬が出るので、世界一の薬漬けの国家になってしまったのです。

調剤薬局が儲けまくる

２０２０年の段階で調剤薬局の総売り上げは８兆円に達していま

す。

これを半分の4兆円に減らすことができれば、おそらく年間6万円程度は国民健康保険料が減るはずです。

異常な薬漬け医療をアメリカ型に転換させなければなりません。簡単なことです。健保組合なり国保組合がエビデンスを出さない限り、その薬に対する保険は通さないという当たり前のことをやるだけです。あと、製薬会社のテレビ局に対する広告出稿を禁止すれば、国民の給料は月5000円は返ってくる。

薬漬けの医療の国だから、調剤薬局は儲かるということで山ほどできてしまった。

厚労省の読みが甘いのか、それとも調剤薬局の政治力がすごくあったのか。

厚労省は医者が薬をいっぱい出すことで金儲けをしているから、

医者がいくら薬を出しても儲からないように院外処方を進めました。

ところが、院外処方になり、医者が薬をたくさん出すのは、金儲けのためではなく、教育が悪いというのが事実だったことが明らかになりました。

つまり、近藤誠先生が言うように、大学で古くてデマカセな医療を教えて、なんでも正常値にすればいいという古い医療や医学教育が蔓延していたのです。

薬をいっぱい使う害とか、それどころか一種類のときの害でさえほとんど習わないので、院外処方にしても結果的に薬は減らなかったわけです。

ここで一つ考えないといけないのは、医者が勉強不足なら、一般的には調剤薬局の薬剤師さんに薬の副作用のことを聞いたほうが良いということです。それから、医者が薬を変えてくれないときでも調剤薬局に相談すれば良いのです。

ところが調剤薬局の社長が金儲け第一主義者だったら、「いや、大丈夫ですよ」と、「お医者さまが言ったことには逆らわないほうが良い」となります。

つまり、調剤薬局が悪ければ悪いほど、薬をいっぱい出せるので儲かるようになったわけです。こうなると患者は、右も左も敵だらけになります。

そういう理由で開業医の利益は減った代わりに、調剤薬局が儲けるようになった。

地方の一般的な病院で医師不足が起こっているけれども、その理由が開業ラッシュです。地域の病院で頑張って週に2回当直して、年収は1300万円から1500万円くらいです。ところが開業すると、年収が３０００万円、４０００万円に増える。だから開業するのです。もちろん開業には大金がかかります。

そこにつけ込んだ調剤薬局による医療崩壊が起きているのです。

昔は開業するために開業資金が３億円くらいかかったのが、調剤薬局が儲かるようになると、調剤薬局の人たちがドクターズビルを始めるようになった。１階が調剤薬局で２階から７階までが内科、耳鼻科、精神科のクリニックを入れる。

調剤薬局は金が有り余っているから、そういうドクターズビルを建てるわけです。

その上、開業したい医者がいれば、調剤薬局の人が誘ったりする。「先生、こんな病院で、当直を週に2回もやって1500万円じゃ、バカバカしくないですか」と。「うちのビルに来て開業すれば、敷金、礼金、一切取りませんから」と言ってくる。

みんなノーリスクで年収が倍になるので、病院を辞めてドクターズビルに移るわけです。地方の病院からすると、当直をしてくれる医者がどんどん減っていくうえに、外来診療の部門の患者をごっそり引き抜かれてしまう。

しかも調剤薬局のドクターズビルに入っておくと、自宅と診療所が別なので、夜中に叩き起こされることもない。

みんな病院からドクターズビルに流れてしまって、日本の医療の秩序を調剤薬局が潰してしまった。それで地方の病院や、どこの病院も医者不足になって危機的な現在を迎えているわけです。

多剤併用は危険

危険な薬の多剤併用の話をしましょう。

血液をさらさらにする薬と降圧剤の併用はよくあって、さらさらにする薬は脳梗塞を予防するためにも飲みます。降圧剤は脳梗塞が起きやすいので、降圧剤を服用している患者さんは、不必要な薬を飲まされているということになります。

日本では患者に薬の副作用が出ると、薬を止めないで副作用に対する別の薬を出したりするわけです。

これが、薬剤カスケードという現象です。実は、血液さらさらの薬は脳梗塞や心筋梗塞の予防のために、日本ではやたらめったら出されていますが、大変に危険なのです。血液をさらさらにする薬を飲んでいる人が転んで頭を打ったりすると、くも膜下出血とか硬膜《こうまく》下血腫《かけっしゅ》が起こりやすい。

血液をさらさらにする薬を飲むと血が止まりにくいので、脳出血も起こりやすくなり、転んだときに骨折するだけではなく、ものすごい血腫ができたりする。血液をさらさらにする薬を飲んでいるために、事故の際に大出血が起こる可能性もある。

日本の高齢者の交通事故で自爆が多いのも、普通だったらエアバッグが付いていたら死なない。ところが、血液をさらさらにする薬を飲んでいたら、当たったショックで内出血を起こす可能性がある。だから、血液をさらさらにする薬はすごく危険なのです。

そうでなくても多剤併用で2種類以上の薬を飲んでいたら、4割も転倒する。それなのに血液をさらさらにする薬を出されているから、亡くなってしまった鳥山明さんみたいなことが起こるわけです。

私がずっと言っているのは、血液をさらさらにする薬を飲むより、お水をたくさん飲んだほうがいいということ。つまり、脳梗塞や心筋梗塞の予防だったら、水分を十分取ることで十分なのです。

血液がドロドロにならないように水分を入れる、そうしたほうが絶対に良い、動脈硬化とかで詰まるのを避けたかったら、本当はPDE5阻害薬といって、バイアグラとかシアリスみたいな血管を拡げる薬を飲んだほうが、よほど脳梗塞や心筋梗塞の予防になることもわかっています。

わざわざ出血するために薬を飲んでいるようなもので、血液をさらさらにする薬の服用は本当に危険なのです。

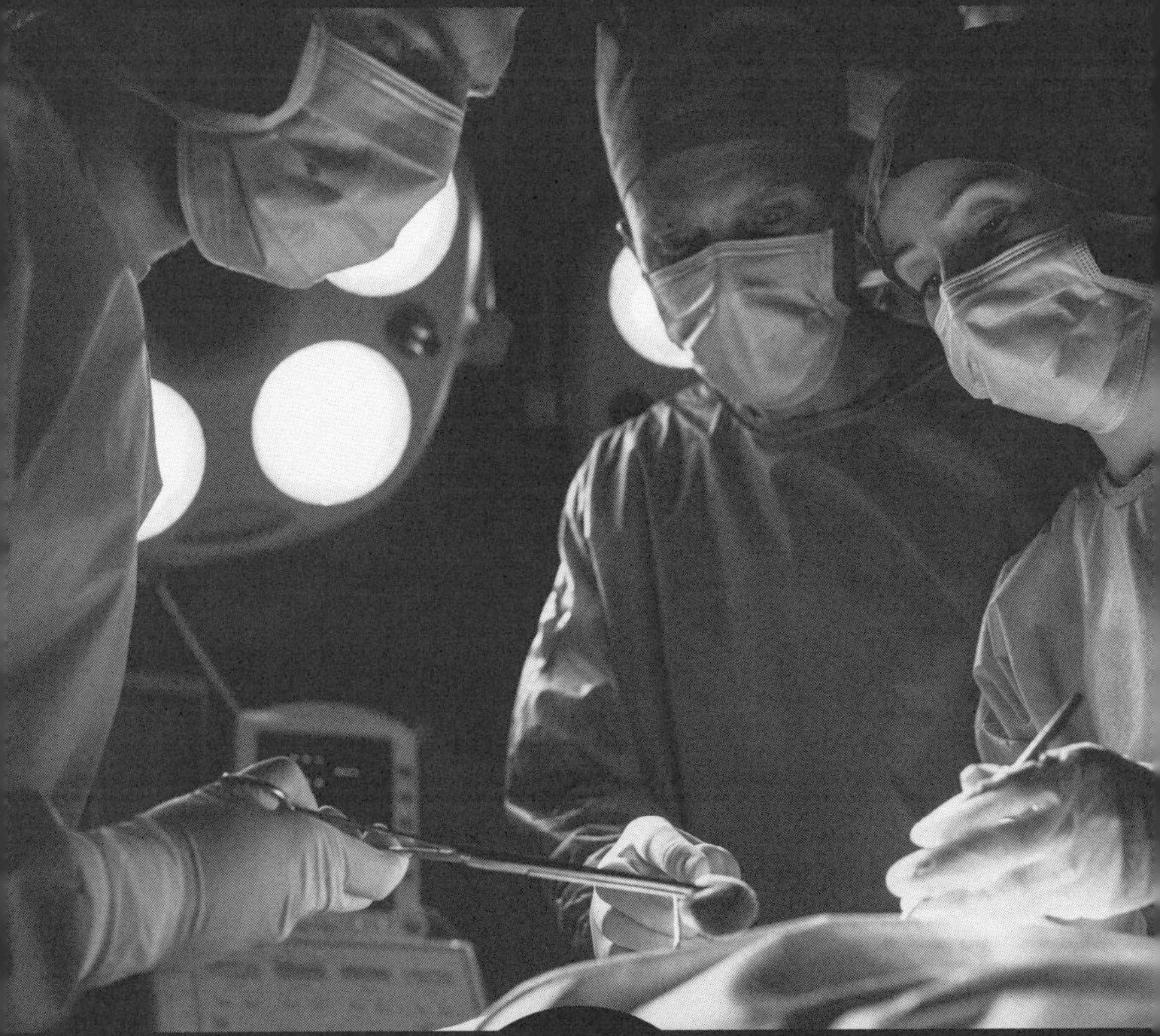

第5章 日本人の栄養不足は北朝鮮並み

コレステロール値が高い人ほど健康

高コレステロール血症とは血液中のコレステロール値が高い状態のことです。動脈硬化というのは何かの原因によって動脈の壁に炎症が生じて、そこにコレステロールが溜まる症状です。

コレステロールが溜まるのは原因でなく結果ですから、薬で血中コレステロールを下げても、動脈硬化は良くなることもなく、心臓血管病も治りません。

バカな医者は、「コレステロールが高いと、血管にコレステロールが溜まって動脈硬化になる」と、現在では嘘とわかったことを言います。昔はそう信じられていたけれども、今はもう完全に否定されています。

疫学調査を見ると、コレステロールが高い人ほど心筋梗塞になりやすいのは事実としてあります。心筋梗塞だけを見ると、コレステロールは下げたほうがいい。

しかし、アメリカとかイギリスとかドイツのように、心筋梗塞とか心臓病が死因のトップの国であれば、コレステロールを下げることには多少の意味はあるけれども、そのアメリカでさえ、がんが増える害があるので、「コレステロールを下げることに意味があるのか」という議論がされているのです。

フラミンガム調査という「コレステロールが高いと危ない」ということを印象付けた大規模調査があって、その結果、アメリカではコレステロールを下げろという運動が起こりました。ところが、アメリカでも、実は80歳を超えるとコレステロールが高い人のほうが、心筋梗塞による死亡率が下がっているのです。またフラミンガム調査の最終結果では、「全ての年代でコレステロールが高い人ほどがんになりにくい」という結論になりました。

総死亡率に関しては、60歳まではコレステロールが高いほうが高い。しかし、それ以上ではコレステロールが高いほうが総死亡率が下がるというデータがあって、昔ほどコレステロールは悪いものではないということになっています。日本は心筋梗塞で死ぬ人が、ガンで死ぬ人の12分の1しかいない国です。だからコレステロールを下げることはほとんど意味がないし、実際に疫学調査でもコレステロールが高めの人のほうが生存率は高いことが明らかになっています。

善玉コレステロールと悪玉コレステロールも、循環器内科の医者が勝手につけた名称であって、悪玉コレステロールが原因の動脈硬化をブロックする働きが、善玉にはあるということになっています。ところが、悪玉とされるコレステロールは免疫細胞の材料でもあるし、男性ホルモンの材料でもある。セロトニンを脳に運ぶ働きがあるので、精神科医からしても免疫学者から見ても、悪玉コレステロールは体に良いのです。

悪玉、善玉と言っていますが、悪玉とされているコレステロールのほうが体にいい。だから悪玉、善玉というのは、循環器内科、つまり、ガンで死ぬ人の12分の１しか死んでないのにでかい面《つら》をしている循環器内科の医者の付けた言葉で、体全体から見れば悪玉のほうが善玉なわけです。

高コレステロール血症の治療薬・スタチンを売るために、悪玉コレステロールと善玉コレステロールという名前を付けたという説もあります。

1987年に日本動脈硬化学会が220以上をコレステロールの異常値と決めました。この基準によって、一瞬にして日本に2200万人もの高コレステロール血症の患者が誕生したのです。日本動脈硬化学会には、製薬会社から何億円もの研究費という名目でリベートが渡っていたようです。

私は倫理的な問題を言うつもりはないけれど、高コレステロール血症でも220程度の人は本来なら長生きできる人たちです。そういう健康な人に、強引に薬を飲ませたのはもはや犯罪的な所業でしょう。

コレステロールが低すぎるのは、健康的には論外です。ものすごく良くない。

だから、私はコレステロールを下げるサプリではなく、上げるサプリをつくりたいくらいです。

ここも大事なポイントですが、日本人は年を取ってから脂っぽいものが食べられなくなります。日本人は胃が弱いので、年を取って肉が食べられないとか、すき焼きが食べられないとか、そういう人がたくさんいる。

なので、日本人の高齢者にはコレステロールとか脂肪が足りない人が多いわけです。

医者に殺されないために重要なのは栄養

実は、日本人の栄養不足は北朝鮮並みです。

高齢になると胃腸が弱ってコレステロールが高い脂身の多い肉などを受けつけなくなっている。そのためコレステロール値が低い人がたくさんいるわけです。本来ならば、その人たちにきちんと栄養摂取を指導しないといけないのに、医者はそれをしていません。

肉も魚もタンパク質は豊富なのですが、コレステロールはウニとかイカとか例外的な食べ物を除けば、魚にはあまり入っていません。心筋梗塞で死ぬ人が多い国では、ＤＨＡなどの多い魚を取ったほうがいい。だけれども、心筋梗塞で死ぬ人が少なくて、がんで死ぬ人が多い国では肉を食べたほうがいいわけです。要するに、日本では魚より肉のほうが長生きのためにはお勧めなのです。

コレステロールだけではなくて脂肪も同じです。脂肪は沖縄が良い例だけれど、１９８０年くらいから日本人の医者が嘘を教えたために、県民の脂肪の摂取量がどんどん減った。

そうすると平均寿命がずっと日本でトップだったのに、今は沖縄の男性の平均寿命は全国で43位まで下がってしまった。つまり、脂肪の摂取を減らしたことで沖縄県民は寿命の延びがほかの地方よりずっと少なかったのです。

医者に殺されないために重要なのは栄養です。しかし、日本の医学部では栄養学は学ばないので、栄養学をわかっていない医者たちが溢れています。知っていてもいい加減な栄養学で、栄養が足りない害を理解していないわけです。

私たちが子どもの頃は、まだ日本は貧しかった。栄養失調という言葉があって、給食でちゃんと食べないと体も弱くなるし、残してはダメだと言われていました。しかし、ある時期から子どもの肥満が問題になって、そこから栄養学がまったく無視された健康指導が一般化してしまったのです。

栄養で大切なのは、一つは肉を食べること。もう一つはなるべく多くの食材を食べること。だからコンビニ弁当とか、具に野菜が入っているラーメンも、決して悪くありません。

今のラーメンは鶏ガラとしょうゆだけでつくる昔と違って、ちょっとましなラーメン屋に行くと、スープに20種類くらい色々なものが盛り込まれています。それに麺とチャーシュー、それからメンマ、ほうれん草でも乗っていれば、それだけで20種類近くなる。だから、ラーメンのスープは飲んだほうがいいのです。

ラーメンのスープに6グラムぐらいの食塩が入っていることが理由で、塩分を控えるためにスープを残す人がたくさんいます。ここで考えなければいけないのは、日本人の食塩の摂取基準は男性が7・5グラムで、女性が6・5グラムということになっていることです。

ところが現実は、17カ国10万人以上の大規模調査でも、一日の塩分量が10グラムから15グラムの人が一番長生きしているのです。

平均以上に塩分摂取している人の生存率が高い。だから、食塩の摂取量は、15グラムまでは全然大丈夫です。ラーメンを1杯食べると、あと1・5グラムしか塩分が食べられないのでスープを残すわけですが、本当は飲み干して6グラムを摂取したほうが健康には良いのです。

減塩は寿命を縮める

何が言いたいかというと、減塩は寿命を縮めるということです。『ニュー・イングランド・ジャーナル・オブ・メディスン』という、世界で一番権威のある内科の医学雑誌に2014年、掲載された論文に、「一日の塩分摂取は10グラムから15グラムが一番生存率が高い」という調査結果が出ています。

しかし、厚労省は日本人の食品衛生の基準を、大学教授の意見を聞きながら決めています。2015年はともかくとして、この調査結果が出た後の2020年に塩分摂取の基準をさらに下げたわけです。この食塩問題は、日本の医学部教授がいかに勉強してないかの証拠みたいなものです。医学部の教授たちや厚労省の審議会に出てくるような医者たちが、いかに当てにならないかを端的に示していると思います。

要するに1日の食塩量が10から12グラムの人の総死亡率を1・0とすると、7・5から10までの人たちは15パーセント増し、7・5以下では41パーセント増しで死んでしまうということです。

1日の食塩量は10から12が最適だけれども、15グラム程度まではほぼ変わらない。20とか30とか取るような人はまずいないので、食塩の量は気にしなくていいわけです。さらに15グラムが20グラムになったときの死亡率の上昇のほうが、10グラムを7・5グラムにしたときの死亡率の上昇よりも、むしろ少ないわけです。

もう一つ考えなければならないのは、このデータは17カ国の人から取ったデータだから、かなり当てになる。でも、年齢補正がされていません。

日本人は、年を取れば取るほど塩分を控えなければならないと思っていますが、実は年を取れば取るほど、おしっこからナトリウムが出ていく量が増えます。

だから年寄りのほうが、塩分はたくさん取ったほうがいいのです。年を取ると消化吸収が落ちるので、実はタンパク質も、体重×1グラムが理想で、60キロの人は60グラムとよく言われるけれども、年を取ると、その1・2倍ぐらいが理想だと考えられています。

高齢者が塩分の少ない食事を取ると、簡単に低ナトリウム血症に陥ってしまう。そうでなくてもお年寄りにとって大事なポイントは、低栄養をいかに防ぐか、なので、食べ物というのはダイエット重視より味重視のほうが健康に良いわけです。

波平さんが老けているのは栄養不足

減塩しても血圧はほとんど下がりません。血圧に関する知識も、日本人はおかしいのです。

1951年から1980年の間、日本人の死因のトップが脳卒中でした。しかも1950年当時、脳卒中の8割ぐらいが出血型脳卒中でした。

今、出血型脳卒中は脳卒中全体の3割になっています。日本人がタンパク質を取るようになって、血管が破れなくなったことが、出血型脳卒中が減った大きな理由です。

１９５０年当時は、血圧を下げるまともな薬がなかったので、減塩が唯一の血圧を下げる方法でした。だから、血圧を下げるには減塩が必要だと信じている人が多いわけです。

高血圧と減塩が結びつけられたのは、１９８８年のインターソルト研究からでしょう。このとき、世界各国の1万人以上のデータを集めたために、取らないヤノマミ族という、ブラジルのアマゾンに暮らす人たちも調査対象に入っていました。

特殊な民族を除外して現代的な生活をする人たちだけで調べると、食塩摂取量と血圧には一定の関係はなく、摂取量が多くて血圧の低いケースもあれば、摂取量が少なくて血圧の高いケースもある、となったわけです。

だから減塩は、はっきり言えば、日本人がある種の宗教として信じているものというわけです。百害あって一利なしです。

害のほうが大きい理由は、7・5グラムにしたら明らかに死亡率が上がることです。言い方を変えれば、死ぬために減塩している人がたくさんいることになります。わざわざ、美味しくないものを食べて早死にするなんて、哀れだと思いませんか。

それに加え、たとえば、熱中症で死ぬ人はみんなナトリウムが足りていないわけです。私は、熱中症の死亡者の多くは、減塩していたのではないかと疑っています。

次は骨粗しょう症に関してお話します。

骨粗しょう症は病気ではなくて、ただの老化です。

年を取ると骨が脆《もろ》くなって、大腿骨や脊椎を骨折することがあります。カルシウムなどのミネラル成分がどのくらい骨に詰まっているかを骨密度と言うのですが、それが減ると骨が脆くなります。ただの老化現象の一種にすぎないのに、骨粗しょう症という病名を付けて医療機関に通わせているわけです。「骨折をするのを予防しよう」と言って薬を飲ませてきたのがこの30年間の風潮です。

東大老人科のOという元教授がいて、彼はベンツのSクラスとジャガーに交互に乗る通勤スタイルで東大病院に通い、そして広尾のガーデンヒルズに愛人を囲っていたということを週刊新潮で実名報道されたうえ、それを名誉棄損で訴えなかった人物です。その彼が、骨粗しょう症を老化ではなく、病気にした張本人です。

骨粗しょう症も年齢が考慮されず、22歳から44歳という若い人たちの骨密度を判定基準としています。だから必然的に、年を取るほど骨密度が低いと判定される頻度が増えます。その結果、日本に1200万人以上の骨粗しょう症患者が存在しているわけです。

基本的にはただの老化で、骨粗密度を薬で増やしても、骨折が減るエビデンスはありません。骨粗しょう症の薬全般に言えることですが、かえって食欲を落としてしまいます。

胃腸障害の副作用が、あまりに多いのです。だから、胃腸障害の薬の副作用で食欲が落ちてかえって骨が脆くなることが多く、高齢者にとっては非常に危険な薬なのです。

ガンで胃を3分の2切るにしても、薬の副作用で物が食べられなくなるにしても、胃腸障害があると、それによって栄養状態が悪くなります。高齢者は栄養状態が悪いと長生きできないですし、すぐにヨボヨボになってしまいます。

サザエさんの波平さんがおじいさんに見えるのは、当時は栄養状態が良くなかったからです。波平さんは54歳、フネさんは52歳。今の54歳、52歳とまったく違うのはそれが理由です。

胃腸障害を起こす薬を飲むと、54歳で波平さんのようになってしまうのです。

骨粗しょう症には女性ホルモンの補充が一番

日本老年医学会が出している『高齢者の安全な薬物療法ガイドライン2015』によると、ありとあらゆる薬に関して、高齢者に慎重投与と書いてあります。しかし、日本老年医学会は0に忖度したのか、骨粗しょう症の薬は全部安全と書きました。こんなインチキなガイドラインを出すのが、日本老年医学会です。そんな連中を信じるほうがバカを見るとしか言いようがありません。

骨粗しょう症の医療に問題がある2点目は、骨密度の測定法が計測装置をつくるメーカーによってまちまちで、医療機関がどの装置を用いているかによって、骨粗しょう症と判定されたり正常と判定されたりすることがあります。

骨粗しょう症という老化現象の一番良い予防法は、女性ホルモン補充療法です。女性ホルモンが減ると骨密度が減るのは、これはもう明らかなのです。

しかしながら、製薬会社は儲けることを考えます。女性ホルモンの補充は大した金にならないので、副作用で胃腸障害を起こすデマカセな薬を使わせているのが現実です。女性ホルモンの補充は、肌も若返るし、元気になるし、本来はそっちのほうが遥《はる》かにまともだと言えます。

骨粗しょう症の薬はさまざまな種類の副作用があります。薬によっては1年しか使ってはいけないとか2年以上の使用を禁ずるとか、使用期間の制限が付けられたものもあります。それは、重大な副作用があるからです。

だから、医者が説明しない場合は、必ず薬剤名と添付文書をネットで調べて（薬剤名と「添付文書」という文字を同時に検索すれば簡単に出てきます）、どんな危険性があるか、自分で調べることが大切です。

日本の医者はわざと教えないうえに不勉強なので、本当に役に立たないのです。

本来は調剤薬局が一番当てになる薬の情報源ですが、調剤薬局は薬を出せば出すほど儲かります。だから、調剤薬局選びもすごく大事で、薬を減らすのに協力的でない調剤薬局はやめたほうがいいのです。

骨粗しょう症の薬は、一般的に骨量ないし骨密度を増やして骨を強くすることを売り文句にしています。けれども、骨を弱くする薬も少なくありません。典型はボナロン、ボンビバ、ボノテオ、リカルボン、ベネット、アクトネルなどのビスホスホネート製剤と、疑似薬のプラリアです。

これらは骨に存在する破壊細胞の活動を抑えるために、カルシウムなどのミネラルが吸収されず骨に残っていく薬です。見かけ上は骨量が増加しますが、骨の新陳代謝が生じないので、骨は劣化していきます。その結果、自然の骨粗しょう症では見られない、顎骨の壊死や大腿骨がポッキリ骨折する現象などが、しばしば生じることになります。

一時期は活性型ビタミンD製剤が盛んに使われましたが、ビタミンD製剤だから大丈夫だろうと思っても、ビタミンDを口から取り日光に当たって、体の中で「活性型」ビタミンDにする場合はいいけれど、「活性型」ビタミンDを口から飲むと、胃腸障害が起こりやすいのです。

つまり、人間は胃腸にあまり害のないビタミンDとして取って、体の中で活性型ビタミンDに変えていくのが自然なのです。ところが、いきなり活性型を入れると胃腸に悪いわけです。体のメカニズムは、そうなっているのです。

活性型ビタミンDは胃に悪い。だから、ビタミンDとして取って体の中で日光に当たって活性型に変えるべきなのに、錠剤として体に悪いものをわざわざ入れているということになります。

医師たちはどんな害が出るかを考えないで有害な錠剤を出しているのです。

私を叩いている医者は終わっています

患者の寿命を縮める薬を医者が平気で出すのは、医者が薬のことを勉強しないで、いい加減なマニュアル本「今日の治療指針」みたいなものを見ながらやっているからです。研修医が緊急病棟に行ったとき、「今日の治療指針」が一番便利で、自分に知識がなくても、急患が運ばれてきたら、それを見て対処すればいいと思って使っている本です。

研修医に知識がないのは仕方ないにしても、ある程度ベテランになってそんな本を見ているようでは話になりません。日本では医者になってから勉強しない人が多すぎるのです。この本の総編集には、ディオバン事件で論文の改ざんをしたのに東大教授に居座り続けた小室一成氏が入っているのですから、製薬会社に忖度したガイドラインになっているかもしれないのにです。

しかも、臓器別診療医療で、他の科のことを一切勉強してない医者が平気で開業している。これは本当に問題で、他の科のことを勉強している私などを叩くのは、m３のような医者向けのサイトを見ると明らかです。私は医者の免状をもっているがただのライターと書かれていますが、勉強している医療ライターのほうが、不勉強な免状をもっているだけの医師よりはるかにましです。

勉強しない医者は、本当にまずい。彼らが知っている古い治療だと患者を殺しかねないのに、「内科のことに口を出すな」と、私のことを叩いたりするわけです。

「陰で叩くのではなく、実名で叩いてくださいよ」と伝えたい。名前を公開してあげますからと言いたいのです。「他の科のことに口を出し過ぎる」と喚いているけれど、他の科のことも勉強するのが医者です。私のことを「他の科のことを言い過ぎる」と言っている医者の名前は、ぜひ公開したいので、実名で批判してください。

われわれ医者は特定の病気を診《み》ているわけではなく、人間全体を診ているわけです。

近藤誠先生にしても、私にしても、他の科のことを一生懸命勉強しています。医者になって、もう40年間が経って、さらにその蓄積がある。他の科のことを一切勉強しないで、「他の科のことを言い過ぎる」などと言っているような医者は、本当にダメですね。終わっています。

がん細胞が増えるのも老化、血圧が上がるのも老化

１９７８年にＷＨＯが高血圧の基準を定めて、日本高圧学会が日本にでき、日野原重明先生が生活習慣病の論文を発表しました。これによって、さまざまな成人病は生活習慣が悪いために起こるとされました。

実は、血圧が高くなるのも、血糖値が高くなるのも、脳卒中が増えるのも、がんが増えるのも、すべて加齢が最大のリスクファクターです。年を取れば老化として起こるわけです。

がん細胞が増えるのも老化で、血圧が上がるのも老化、血糖値が上がるのも老化です。成人病は、昔は40歳ぐらいで年寄りという扱

いだったので、成人病と呼んでいます。私に言わせれば、骨粗しょう症も、高コレステロール血症も、高血糖も、高血圧も、すべて老化病なわけです。

　ところが、それを老化病ではなくて生活習慣が悪いとか、塩分の摂り過ぎで血圧が高いから脳卒中になるとか、過食で血糖値が高いから心筋梗塞になるとか、肉の食べ過ぎでコレステロールが高いから心筋梗塞になるとか、運動不足で骨密度が低いから骨粗しょう症で骨折するとか、ある種、生活習慣を変えれば老化が起こらないかのような幻想を与えています。

　コレステロールを下げれば老化が遅れる、血糖値を下げれば老化が遅れる、血圧が下がれば老化が遅れるというのは、生活習慣病という言葉が生まれて50年くらい経っているけれど、日本以外の国では、それは幻想だとだんだん思われるようになっています。日本だけで、この幻想が続いてるわけです。

健康診断もそうですが、単なる老化現象を病気にして、薬や手術の対象とする大掛かりな国家装置の一部なわけです。陰謀論でもなんでもなく、それが事実でしょう。

マスコミと製薬会社と、恐らく厚労省が一丸になって、「血圧を下げ、血糖値を下げ、コレステロールを下げ、検査データで異常なものを正常にすれば、さまざまな老化病が防げる」というデマカセな幻想をまき散らした。しかも医者たちがそれに従順に従って、異常値がある人には、薬を出して、というふうにした。

バブル以降、マスコミは完全に製薬会社の言いなりになっているし、厚労省は天下りを維持したいということがあるし、医者たちは当初は儲かったけれど、医薬分業で儲からなくなっても、国家に従って、必要のない薬を出し続けているわけです。

その結果、国民は次々と殺されているわけです。

ピロリ菌の除菌は意味なし

ピロリ菌の除菌も良くありません。

検査をしてピロリ菌が出てきたとしましょう。普通は、もう10年前から胃の中にいたはずなのです。見つかった時点で既に10年、もしかしたら20年は胃の中にいたはずで、もしもがんになるのであれば、それが細胞に変性を起こして、既にがんになっています。まだ検査で見つけられるだけの大きさになっていないだけで、いずれその大きさになります。

子宮頸がんのワクチンも同じで、要するに、パピロウイルスなるものが何年居ついているかが重要で、若いうちに打てば意味はあるけれど、年を取ってから打ってもまったく意味がないわけです。そのウイルスが10年居たのならば、もうがんになる人はなっているわけです。

だから、いまさらピロリ菌を除菌したところで、大した効果はありません。それより、除菌薬が強力すぎて、副作用で人が死ぬ場合さえあります。

ある種の抗生物質を無理やり入れるわけだから、副作用は確実にある。

日本の場合、政治的なことかもしれないけれど、インフルエンザにしても、すごく弱いワクチンを打つ。だから、大きな害がない代わりに、たいした感染予防にはなりません。ほんのちょっと重症化を防いでいる程度の効果です。

ところが、コロナのときだけは、世界規格でまだ作用のわからないワクチンが出た。いきなりものすごく強いワクチンを出して、しかもヒドいのは、欧米の人の体格に合わせた量を出していたこと。さらに、高齢者にも同じ量を出しているのです。

もうひとつ、RNAワクチンを世界的規模で人体実験として使った。だから、5年後、10年後にどうなるかがまったくわかっていない。大丈夫かもしれないけれど、すごく危険な副作用が10年経ったら出てくるかもしれない。

そういう危ないワクチンなのに、日本では若い人がまったく死んでいないのに、ほぼ強制で打たせた。これは犯罪的でしょう。安全か安全でないかわからないものだから、打ちたくない人は打たなくてもいい、とするべきでした。

コロナワクチンにより、5年後、10年後に、ものすごい副作用が出るかもしれない。それは陰謀論と言うかもしれないけれど、その可能性がゼロだという根拠はまったくありません。

コロナがかかったら9割死ぬとか半分死ぬような病気だったら、あるいは若い人も死ぬような感染症なら、ある程度リスクを取るのは仕方ないと思いますが、お年寄りしか死なない、若者がほとんど死なない病気で、強制接種はやりすぎでした。私は3回コロナ陽性になったけれど、まったく無症状でした。リスクがある薬を強制摂取させるような病気とは思えません。

もう一つ言っておきたいのは、普通の風邪でも毎年2万人が死んでいます。風邪で死ぬ人は、みんな死因の診断名が肺炎になる。風邪をこじらして免疫力が落ちたとき、実は肺炎球菌で亡くなることが多いのです。

風邪で死んだのに、病名が肺炎と書かれているので、風邪で死んだとは誰も思わない。日本は実は、風邪で2万人が死んでいる国で、しかもそのほとんどが高齢者です。これはコロナで死ぬパターンも数もほぼ同じです。コロナは通常の風邪と死亡率はそんなに変わらないのだから、びびる必要はまったくなかったのです。

コロナは明らかに騒ぎ過ぎで、世界中で、天然痘みたいな騒ぎでした。

外国は比較的早く冷静になって、みんなマスクをしなくなりました。外国では、ワクチンの強制も止めるとか、あるいは自粛に対する反対のデモが起こったりしたのに、日本だけはテレビ局が製薬会社の言いなりで、大袈裟な報道を全員が信じて、期間中にあった選挙でも、コロナ自粛政策に反対する政党がNHK党しかなかった。非常に怖い状況でした。

そもそも子どもに打つワクチンの本数自体が多いのに、日本小児科学学会は複数ワクチンを同時に接種しても、「問題はない」という趣旨の声明を発表しました。基本的にワクチンは劇薬に指摘されているので、何本も同時接種すると危ない可能性は小さくないでしょう。

一般論でも、ワクチンは一つ打ってから、１、２カ月空けてからしか打ってはいけないというのが普通です。それがコロナのときは無視されました。もう、めちゃくちゃでした。

夕張市は病院がなくなって寿命が延びた

夕張市は市が財政破綻して唯一の市民病院がなくなりました。すると、がんや心疾患、肺炎で亡くなる方が減りました。老衰で死ぬ人が増えて、病気で死ぬ人が減ったわけです。

薬や不必要な治療がなくなり、死亡率が下がったのです。

要するに夕張市は、病院がなくなったらみんな長生きになったのです。

いわゆる成人病で死ぬ人が減って、老衰で死ぬ人が増えたのです。ちょっと長生きになっただけかもしれません。そこは有意差がないのですが、その結果から「夕張パラドックス」と呼ばれているわけです。

医療が受けられないと寿命が延びたという夕張パラドックスが日本規模で行われたのが2020年です。

コロナ元年のとき、医者や病院が発熱をしている患者さんを断った。患者もビビって医者に行かなくなった。「ものすごく今年は死亡者数が増えるよ」と言われていたのに、11年ぶりに前年より死者が減った年になりました。

翌年からまた元に戻りましたが、医者に行かなければ１年は寿命が延びるということが実証されたと言えるでしょう。

薬とか、必要のない手術とか、それが良くないわけです。

アメリカの医療を見ていて思うのだけれど、アメリカは医療費が高いから、医者にかかりにくいし、みんな自分で健康に気をつけてサプリとかを飲むわけです。

実際、アメリカ人の心筋梗塞は20年間で半分に減りました。理由は寿司を食べるようになったのと、中西部の寿司を食べない内陸部の人たちは、ＤＨＡのサプリを取るようになったからです。魚の脂が健康にいいことがアメリカ人に知れ渡ったことが大きいのでしょう。

人々の命を救うためには、栄養学がとても重要なのです。薬より栄養。これは間違いありません。

日本の医者は栄養学を知らないだけでなく、間違った栄養学を教えています。だから、医者の言うことを聞いていると、早く死にます。肉を食べたほうがいいし、美味しいものを食べたほうがいいわけです。

1980年代、アメリカが心筋梗塞を減らすために肉を減らす運動を始めました。それを真似して、日本の医者も、「肉を減らせ」と、日本の医者たちは言いだしました。

その当時、アメリカ人は1日300グラムの肉を食べていたのに対し、日本人は70グラムしか食べてないのに、です。私に言わせれば狂気の沙汰です。

日本は歴史的に栄養学を軽視してきた

日本は森鷗外の時代から栄養学を軽視しています。

森鷗外は、脚気《かっけ》を伝染病だと思っていました。当時、陸軍の戦死者の7割が脚気で死んでいます。そのとき、海軍は軍医で生誕の地である宮崎県で、〝ビタミンの父〟と呼ばれている高木兼寛の指導がこの時期も残っていて、「肉を食わせないとダメだ」ということになって、海軍カレーを取り入れたわけです。そうしたら、脚気で死ぬ人が激減しました。脚気は伝染病ではなく、栄養の問題だったわけです。

その後も、日本軍は性懲りもなく栄養学を無視し続けました。実は第二次世界大戦の日本の戦死者の7割ぐらいは餓死でした。ロジスティックがなんにもない戦争をしたわけです。

日本が敗けるのは当然でした。栄養学の重要性をわかっていただけると思います。

戦後、結核が大幅に減りました。結核が大幅に減ったのはストレプトマイシンのおかげだと、医者は嘘をつくわけです。ストレプトマイシンというのは、結核になったときの治療薬で、結核の予防効果はありません。

結核になったときの治療薬であるストレプトマイシンではなく、栄養状態が改善して結核になる人が減ったわけです。それは米軍の脱脂粉乳のおかげでした。

結核が減った後、脳卒中が死因のトップになった。その脳卒中が減ったのは降圧剤とか減塩運動のおかげではなく、日本人が肉を取るようになって血管が丈夫になったからです。

現在、日本人の死因は、がんがトップになりました。先進国の中でも、がんで死ぬ人が唯一増えているのは日本だけです。その理由は80年代から、医者が先頭に立って「肉を減らせ！」というバカな運動をしたからでしょう。

だから、コレステロール値が低い人が増え、がんで死ぬ人が増えています。

ほとんどの日本人の死因というのは、栄養学で説明がつきます。それを、医者が自分たちの手柄のような嘘をついて、がんを増やしているわけです。

要するに、無知で嘘ばかりつく医者や製薬会社に薬代を払うのだったら、そのお金で肉や魚を食べたほうが長生きできる、ということです。

免疫学も日本では軽視されています。

コロナのとき、ワクチン一辺倒の免疫をやろうとしました。コロナ以前だったら、冬場だったらビタミンCを取ろうとか、運動しようとか、栄養を十分に取ろうと言ってたのに、まったく無視したのです。

あるウイルスにかかると、免疫細胞であるB細胞がそのウイルスを記憶し、たとえばインフルエンザにかかると、それに対する抗体をつくるということをやってくれるわけです。

ワクチンは、その病気にかからなくても抗体をつくってくれます。B細胞に勉強させるのですが、B細胞が弱っていると抗体をつくってくれないので、結局、ワクチンはあまり有効ではない。

だから、普段からしっかりした栄養を取るなり、いろんな形で免疫力を高めておかないと、ワクチンは効きません。コロナ時は、そんなことも知らない連中が大勢いて、本当に感染症学者なのかと呆れました。

定額制老人医療もあった

1990年前後、老人の医療を定額制にしたことがありました。一度定額制にして、また戻しています。

定額制というのは、入院患者に関しては、薬や検査をいくらしても払われる金が一定になります。それまでは出来高払いなので、薬をいっぱい出して、検査をいっぱいして、点滴をいっぱいすれば儲かったわけです。

ところが、定額制になれば、薬や検査や点滴を止めれば止めるほど儲かる。つまり一人の患者当たりで35万円なり40万円なりと一定なので、薬を出さないほうが儲かるわけです。それで多くの老人病院で薬が3分の1に減った。

そうしたら、寝たきりの患者さんが歩きだしたみたいなことが起こりました。

定額制が導入されたときは、老人病院で無駄な医療費がかかり過ぎて、月に60万円も70万円もかかり、財政が大変だということでこの制度が導入されましたが、せっかくの定額制がすぐになくなってしまいました。入院中の高齢者が元気になったのに、です。

おそらくは政治的な事情なのでしょう。

ほとんどの方々は、薬を減らせば状態はよくなります。しかし、薬は本とか車とかを買うのとは違って、医者がこれを飲めと出してくるものです。強制治療なので、断れない押し売りと同じです。

しかも、外科ではインフォームド・コンセントが一応は確立されているのに、内科では確立されていません。患者はよくわからないまま、医者に強制的に薬を飲まされていることになります。

そして殺されているのです。

良い病院にかかるための方法

最後に、良い病院にかかるためにはどうすればいいのでしょうか？

本文でも書きましたが、研修医は、自分の腕を上げたいために、できるだけうまい医者のいる病院で研修をしようと考えています。

そのために、先輩に話を聞いたり、友達同士で情報交換をしたりして、優れた医者のいる病院を探し、応募します。

その結果は、「医療臨床研修マッチング協議会」のサイトで見ることができます。会員にならないとログインはできませんが、本書の読者が見るべきは、「医師臨床研修マッチング　中間公表」というところです。ここを見るのにログインは不必要で、会員になる必要もありません。

ここを見ると、定員が◯人のところに応募が△人と出ています。

要するに、大学入試と同じで、競争率が出ているのです。

就職率の高い大学に志望者が殺到するように、学びたい医者の多い病院には志望者がたくさん来ます。

つまり、研修医の競争率が高いほど、優秀な医者がいる病院と考えられます。

また、定員割れをしているのは、学生に人気がない病院です。

そのほか、ここはどうかと考える病院に行ってみる方法もあります。

病院の待合室を見ると、暗い表情の患者さんが多い病院、明るい顔の患者さんがたくさんいる病院と、その病院の様子がわかります。患者さんの表情が明るい病院は、医者の腕が良い病院の確率が高いと思われます。

さらに、たいていの病気は周りに聞けば、すでに罹ったことがあるものです。近所付き合いなどがなくても、会社関係などで、同じ病や似た病に罹って治療した経験のある人はいるはずです。そういう人にお勧めの病院を聞くのも、一つの手です。

外科でも内科でも、病院選びは命にかかわります。近所だからという理由で病院を選ぶのでなく、病院をよく調べ、自分の病気に関しても、しっかりと勉強をしてから行くことをお勧めします。

和田秀樹（わだ　ひでき）

1960年、大阪府生まれ。精神科医。東京大学医学部卒。東京大学医学部卒業後、東京大学医学部附属病院精神神経科助手、米国カール・メニンガー精神医学学校国際フェローを経て、現在、和田秀樹こころと体のクリニック院長、川崎幸病院精神科顧問。一橋大学経済学部非常勤講師、立命館大学生命科学部特任教授 。　主な著書に、『70歳が老化の分かれ道』（詩想社）、『80歳の壁』（幻冬舎）、『７０代、８０代を楽しむためにこれだけは知っておこう！』『70歳を過ぎたら飲んではいけない薬とサプリ』『死の壁 死ぬ時に幸福な人』かや書房）、『どうせ死ぬんだから』(SBクリエイティブ）など多数。

参考文献●高梨ゆき子著『大学病院の奈落』（講談社）

患者を殺す医者

2024年12月5日　第1刷発行

著　者　**和田秀樹**

発行人　岩尾悟志

発行所　株式会社かや書房
〒162-0805
東京都新宿区矢来町113　神楽坂升本ビル3F
電話　03-5225-3732（営業部）

印刷・製本　中央精版印刷株式会社

ISBN 978-4-910364-59-9 C0030